中医辨证论

主　审　王翘楚

主　编　徐　建　招萼华

副主编　许　良　许　红　王惠茹

上海科学技术出版社

内 容 提 要

本书主要介绍了中医辨证论治的发生、发展历程。全书共分四篇。第一篇介绍从初民时期的辨证论治雏形，到春秋战国时期有了辩证唯物主义哲学思想的指导。第二篇讲述了《黄帝内经》中形成了中医辨证论治的基本观点。第三篇简介张仲景创立了六经辨证，叶天士、吴鞠通创立了卫气营血辨证和三焦辨证。第四篇探讨以治疗慢性杂病为主的脏腑辨证以及气血津液辨证和经络辨证，以及辨证与辨病结合等内容，提出"病中求证，证中求病"，应当不断进行发现新的证和新的病的探索。

本书可供广大中医及中西医结合研究者或临床医师参考学习。

图书在版编目(CIP)数据

中医辨证论治之路 / 徐建，招萼华主编. —上海：上海科学技术出版社，2017.3

ISBN 978 - 7 - 5478 - 3444 - 2

Ⅰ. ①中… Ⅱ. ①徐… ②招… Ⅲ. ①辨证论治 Ⅳ. ①R241

中国版本图书馆 CIP 数据核字（2017）第 023777 号

中医辨证论治之路

主编　徐　建　招萼华

上海世纪出版股份有限公司
上海科学技术出版社　出版
（上海钦州南路 71 号　邮政编码 200235）

上海世纪出版股份有限公司发行中心发行
200001　上海福建中路 193 号　www.ewen.co

字数 85 千字　　　　印张 5.5
2017 年 3 月第 1 版　2017 年 3 月第 1 次印刷
ISBN 978 - 7 - 5478 - 3444 - 2/R·1311
定价：28.00 元

编委会成员

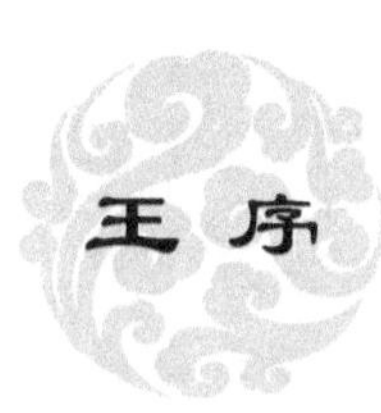

　　辨证论治是中医的优势和特色，几乎众人皆知。然而中医辨证论治是怎么来的，知晓者不多。

　　本书对中医辨证论治的过去、现在和未来，从历史唯物主义角度阐述了我国从初民时期就有了辨证论治的雏形，从而逐步发展到今天完整的体系。它以中医传统的望、闻、问、切四诊收集信息，以阴阳、寒热、虚实、表里八纲为辨证手段，始终以临床医生与患者的直接交谈和观察为出发点，确能较好地反映真实情况（真实世界），从而辨证立法和处方用药，就比较准确把握临床。这种认识疾病和处理疾病的方法，与西方临床医学越来越重视实验室检查和影像学、CT、核磁共振的检查所见而忽视患者的主诉、症状和体能的反映不完全相同，后者所用的治疗方法可能会不可避免地带来不少问题，甚至让人感到束手无策。我们应该看到这两种文化和医学体系发展中的优缺点，可以说是各有所长，各有所短。当今世界医学体系发展需要两者相互取长补短，中西医结合辨证与辨病结合。传统的中医辨证论治应该成为现代世界新医学的主流医学之一。

王翘楚

2016 年 12 月

前　言

　　辨证论治是我们祖先的一大发明。辨证论治是通过望、闻、问、切四诊取得患者的信息，再用八纲来分析信息，获得诊断，从而选方用药。辨证论治是中医治病的特色和优势。辨证论治是在经过古代漫长的医疗实践，取得了极其丰富的临床实践经验基础之上，人们对中药和方剂以及对疾病有了深入的认识，并在古代哲学和医学理论的指导下逐步形成的。辨证论治就是把散在的、丰富多样的中药、方剂、疾病的知识串联起来，形成了一个完整的体系，使中医的理、法、方、药成为一个整体，方便临床上运用。经过千百年的不断验证，证明辨证论治是符合临床实际且行之有效的。近代以来，随着西方医学的传入，辨证论治与辨病论治相结合成为潮流。中西医相互学习，取长补短，取得了长足的进步。如诊法的研究提高了辨证诊断水平，中药药学研究扩大了辨证选药的范围，中药药理研究的成果提高辨证论治选方用药的准确性，微观辨证扩大了辨证论治的深度，证的客观化研究增加了辨证的客观指标。

半个多世纪以来，无数医家共同努力，对辨证和辨病进行研究，许多疾病已经形成辨证论治的规范，是必要的。但也出现了一些问题，有的人把辨证分型固定化了。临床情况是复杂多样的，规范并没有限制辨证论治的发展，辨证论治应该不断发展。所以《中西医结合学报》2006 年 5 月第 4 卷第 3 期上海市中医院王翘楚教授发表了一篇题为《中医"证"研究的发展方向——证中求病，病中求证》的论文，目的是提醒人们注意这些年来，在辨病与辨证相结合的过程中，人们只注意病的研究和发展，而把中医"证"的研究忽视了。国家规范、教材、专家评审标准，都把疾病的中医辨证分型固定化了，以致年轻中医和中西医结合医师在临床上看不到辨证论治的特色和优势，从而只学到西医的辨病，学不到中医的辨证，甚至以为中医辨证论治没有什么东西。王氏认为，建立辨证论治规范标准是对的、必要的，但如果完全按规范做，辨证论治就不再创新发展了，也是不妥的。有鉴于此，王氏提出中医"证"研究的发展方向是证中求病，病中求证，不断发现新的病和新的证。

王氏指出，有些西医诊断不明确的患者，西医没有很好的治疗方法，而用中医辨证论治的方法就可以积极治疗，取得一定疗效。而且在此过程中，通过研究，还可能发现一些新的疾病和新的证。对于西医诊断明确的疾病，如果缺乏治疗方法，中医也能用辨证论治进行处理，有时也能收到较好的效果。

展望未来，随着新的病和新的证的不断发现，辨证论治和辨病论治的结合会有更大的发展。中医将走向国际竞争舞台，为创立世界新医药学作出贡献。

编　者

2016 年 12 月

目　录

3

导论

辨证论治是中医诊治疾病的主要手段

曾经有人在网上悬赏 5 万元，征求能够通过切脉来判断孕妇腹中胎儿性别的中医师，如果正确率达到 80％即可获奖，一时间热闹非凡。当时确实有中医师来应征，也引起不少人来围观，议论纷纷。一些人反对中医，说中医是伪科学，这主要是因为这些人不了解中医。有些人误以为切脉是中医的代表性技术，如果能够否定切脉的有效性，就能从根本上否定中医，这是把中医看得太简单了。其实，单凭切脉来诊断疾病，本来就是被中医所反对的。这只不过是民间传说，或是文艺作品中，把一些名医神化的表现。所谓"病家不用开口，便知病情深浅"，这是某些所谓良医的广告语。可能是在中医望、闻、问、切四种诊病方法中，望、闻、问三种方法比较直观，容易理解。而切脉的过程中，医生究竟如何了解病情，旁人不得而知，当然觉得很神秘。故而容易产生切脉是中医最关键的技术的印象。

其实情况绝非如此。中医诊病必须用望、闻、问、切四种方法，即中医四诊，缺一不可。并不是只需切脉便可诊病的。望即望诊，望患者的面色、神态，形体强弱肥瘦，活动状态，皮肤色泽，舌质舌苔，头发指甲，分泌物、排泄物等。闻即闻诊，听患者的发音、语言、呼吸、咳嗽、呻吟等声音，嗅患者呼吸时散发出来的气味以及各种排泄物的气味。问即问诊，了解目前疾病的发生、发展经过，还可以了解患者过去的病情、用药后的反应。切即切诊，包括脉诊和触诊。触诊还包括皮肤触诊、额面触诊、四肢触诊、胸部触诊、腹部触诊。

中医最古老的经典《黄帝内经》已经阐述得很清楚了。《素问·三部九候》曰："必审问其所始病，与今之所方病，而后各切循其脉。"意思是一定要问清患者开始所生的病，和目前刚生的病，然后切脉。《素问·徵四失论》曰："诊病不问其始，忧患饮食之失节，起居之过度，或伤于毒，不先言此，卒持气口，妄言作名。"意思是诊断疾病时不问明患者开始发病的情况，以及是否曾经有过忧患等精神上的刺激，饮食是否失于节制，生活起居是否超越正常规律，或者是否曾经中过毒，如果诊病时不问清楚这些情况，便仓促去切气口的脉象，就不能正确诊断疾病，只能乱说病名。这里强调了问诊的重要性。

宋代大文豪苏东坡曰："我有病状必尽告医者，使其胸中了然，然后诊脉，则终似不能惑也。我求愈疾而已，岂以困医为事哉。"意思是我有病，一定会全部告诉医生，使医生掌握全部病情，然后诊脉，医生就不会被个别的病情所迷惑。患者只求治愈疾病而已，难道是为了为难医生吗？

明代著名医家李时珍很重视脉诊，他编写了脉学专著《濒湖脉学》。但他在该书序言中说："世之医病两家，咸以脉为首务，不知脉乃四诊之末，谓之巧者尔，上士欲会其全，非备四诊不可。"意思是世上医家和病家，都认为脉诊是第一位的，而不知道脉诊是四诊中最后的，虽然觉得脉诊很巧妙，但是好医生要会合全部病情，非要四诊俱备不可。他告诫要把脉诊放在恰当的位置，不能过分拔高。

清代著名医家徐灵胎不信单凭诊脉便可断病。他在《医学源流论·诊脉决死生论》中说："病之名有万，而脉之象不过数十种，且一病而数种之脉，无不可见，何能诊脉而即知其何病，此皆推测偶中，以此欺人也。"意思是病有上万种，而脉象只有数十种，而且一病之中有数种脉，并非少见，如何能诊了脉就知道所生是何病，这是推测而偶然说中，用来欺骗患者的。

所以说，中医诊断疾病，不是单单凭借切脉，而应该望、闻、问、切四诊结合起来，才能正确地收集到患者的全部信息。然后用八纲来分析这些信息。

所谓八纲即表里、寒热、虚实、阴阳。从病位的深浅、病邪性质及盛衰、人体正气的强弱等，加以综合分析，归纳为八类证候。表里是辨别疾病病位内外和病势深浅的两个纲领。表是体表的皮毛、肌肤、经络，里是体内的脏腑、骨髓。外有病属表，内有病属里。表证指六淫邪气经皮毛、口鼻侵入时产生的证候，多见于外感热病的初期。里证是疾病深入于里的一类证候，多见于外感热病的中后期或内伤病。一般来说，外感热病中，发热恶寒同时并见的属表证，但发热不恶寒或但寒不热的属里证。寒热是辨别疾病性质的两个纲领。寒证与热证反映机体阴阳的偏盛与偏衰，阴盛或阳虚的表现为寒证，阳盛或阴虚的表现为热证。寒证表现为恶寒喜热，口不渴，面色白，四肢冷，大便稀，小便清长，舌淡，脉迟或紧。热证表现为恶热喜冷，口渴喜冷饮，面色红赤，四肢热，大便干结，小便短赤，舌红，脉数。虚实是辨别邪正盛衰的两个纲领。虚指正气不足，实指邪气盛实。虚证是对人体正气虚弱的各种临床表现的概括，包括阴虚、血虚、阳虚、气虚等证。实证是对人体感受外邪，或体内病理产物蓄积而产生的各种临床表现的病理概括。阴阳是八纲辨证的总纲。一切疾病都可以分为阴阳两个主要方面。里证、寒证、虚证可以概括为阴证。表证、热证、实证可以概括为阳证。

举一个例子。有一个男患者来就诊，告诉医生，近一段时间失眠，入睡需要 2～3 个小时，睡着后仅 1～2 小时即醒，梦多。望诊：可望到患者面色。闻诊：可听到患者说话声音。问诊：医生问，有诱发因素吗？患者说没有，心情尚平静。医生问，以前睡眠如何？患者答，长期以来睡眠时好时差，不耐干扰，好时夜睡 5～6 个小时，如果有噪声或次日有任务则入睡困难，一夜睡 2～3 个小时。医生问还有什么不舒服？患者说，白天头胀，颈项板滞，精神不振，记忆力下降。望诊：患者舌质微红，苔薄。切诊：脉细弦。这是医生通过四诊收集到的患者的信息。然后用八纲辨证来分析。这是里证、实证、热证、阳证。患者长期寐差，睡眠不耐干扰，如遇事情则睡眠更差，可见患者属于精神较敏感型。一般来说，精神较敏感的人心细、谨慎、做事追求完美，工作学习认真，不肯马虎，责任心强。这是他们的优点，也是他们的缺点，这样的同志在工作上往往是好同志，但也正因为精神敏感而容易亢奋或多思虑，影响睡眠。这种对象按中医传统体质学理论，多属于肝气偏旺型，也就失眠症的易发对象。中医诊断：不寐。辨证：肝木偏旺。治则：平肝清热，活血安神。方剂用加味柴胡龙骨牡蛎汤。方中天麻、钩藤平抑肝阳，葛根、川芎、蔓荆子活血解肌，祛风止痛，柴胡、龙骨平肝潜阳，郁金、石菖蒲解郁开窍安神，焦栀子、黄芩清肝经湿热，泻火除烦，赤芍、白芍、丹参活血柔肝，合欢皮、远志解郁宁心安神。全方具有平肝解郁、清热活血安神的功效。患者服用中药 28 剂后，夜寐达到 6～7 小时，睡眠基本恢复正常。

在这个患者就诊的过程中，通过四诊八纲辨证，确定中医诊断、治则、选用方药，经治疗后疗效不错。这个过程，我们称之为辨证论治。从中告诉我们，中医不是单凭切脉就能诊断疾病的。而是要通过四诊八纲，辨证论治，才能正确地治疗疾病。

先通过四诊把望、闻、问、切获得资料，然后根据主症、兼症，先病后病和有关辨证资料，加以综合研究，指出病因、病机、脏腑、经络、阴阳、虚实，及其可能的变化等。先将病证总的概念加以肯定，区别外感或内伤。外感则鉴别伤寒或温病，并进一步辨别其三阴三阳、卫气营血或三焦。如果不是外感，当辨别是什么病，以何脏腑为主。病位既定，再进一步辨别其寒热虚实。一定要做到既掌握病，又掌握证，把疾病的全部问题与关键问题辨别清楚。辨证的结果，决定了治疗法则。治法是针对病因病机的。而处方是与治法密切联系的。辨证是决定治疗的前提和依据，论治是治疗疾病的手段和方法。辨证论治的过程，就是认识疾病和解决疾病的过程。

从以上分析来看，表面上是有什么症状就用什么方药，好像是对症用药。所以，只要知道什么药有什么功效，或什么症状用什么药治疗就可以治疗疾病了，不需要更多的理论知识。确实，有一些情况，是有对症用药的必要。但更为主要的不是对症用药。辨证论治不是对症用药，而是在中医理论指导下进行的。中医理论包括生理、病理、治则、方剂、药物理论。生理包括脏腑、气血、津液、经络。病理包括病因、病机（脏腑病机、六气病机、经络病机）。治则包括正治反治、治标治本等。方剂包括药物性能、配伍等。药物包括药性、宜忌。不掌握这些理论是无法进行辨证论治的。通过四诊获得资料，然后根据主症、兼症，先病后病和有关辨证资料，加以综合研究，指出病因、病位、病机，这就需要生理、病理的理论知识。治疗还需要治则、方药的理论知识。

　　举例说，李中梓《医宗必读》在论述"治病求本"时，引用王应震的诗："见血休治血，见痰休治痰。"如果见血止血，见痰治痰，就是对症治疗。而辨证论治，则要根据四诊获得信息，来分析病因病机。如咯血归因于肺的病，呕血归因于胃的病，尿血归因于肾的病。这是病位不同。而且出血有不同的病机。气虚，气不摄血可以出血。血热，迫血妄行可以出血。血瘀，也可以出血。辨清了出血的病位病机，才能确定治则，开处方药。如气虚的，则补气摄血。血热的，则凉血止血。血瘀的，则祛瘀止血。同时治疗上还需要结合不同部位的疾病同时治疗。可见，辨证论治并不像对症治疗那么简单。

　　一个中医师，要想通过辨证论治治好患者的疾病，并不是一件简单容易的事情，需要掌握许多理论知识，也需要经过长期的临床实践。然而有一些媒体在宣传介绍中医时，从娱乐的角度出发，把中医知识表现得十分简单容易，使观众误以为中医就是那么原始粗糙。有的电视节目让中医生在现场为嘉宾切脉，然后讲出患者的情况，并让嘉宾回答医生讲得是否准确。讲准了便是医术高明。这样就容易使观众认为中医不需要四诊合参，只要切脉就可以诊断疾病了。相反，认为那些不能单凭诊脉便可知道病情，而需要结合问诊的中医师不是好的中医师。也有一些媒体，为了迎合一些听众希望有一些简单易行的养生治病的方法的愿望，大量介绍这些内容，而且把这些方法的作用加以拔高。好像用了这些方法，就可以解决许多问题，不再需要找医生看病了。其实，要让听众正确地了解中医，应该比较全面地介绍中医，其中尤其重要的是对于辨证论治的介绍。

第一章　辨证论治的雏形

辨证论治是中医祖先如何认识和治疗疾病的一大发明。人类社会之不同于其他动物，其主要原因就是从初民时代至现代社会，人类总是善于总结自身的实践经验，在改造客观世界的同时，也善于改造自己，以适应客观世界。所以人类社会不同于其他动物社会之处在于，人类不断在社会实践中改造自己，以适应客观世界，在与疾病作斗争的过程中，不断总结自己的实践经验，所以才能从自发医疗实践中萌发出辨证论治的手段和方法。

早在远古时代，我们的祖先在长期与自然和疾病斗争的过程中，开始了医疗保健活动。经过长期的生活实践，他们掌握了一些植物和动物的形态和性能，认识到有些植物和动物有毒，可以用来做毒药、毒箭，射杀猛兽。有的植物和动物无毒，可以充饥。有的植物和动物可以治病。古代史书有不少关于神农尝百草的传说的记载。通过这些实践，人们渐渐发现了许多可以治病的药物，并且掌握了一些原始的治疗方法。如原始人逐渐掌握了原始的按摩疗法、原始止血疗法、原始热熨疗法、原始灸疗法、原始针刺疗法、原始外科疗法等。砭石是最古老的可供医疗的原始工具，即用锋利尖锐的石片来切割脓包或浅刺身体的某些部位，以达到治疗的目的。原始的实践积累了原始的医药卫生和保健经验。

进入奴隶社会，商代甲骨文已记载人体体表不同的部位名称，已经出现20多种按人体部位命名的疾病名称。《山海经》是我国先秦时期的书，书中记载30多种疾病，涉及内、外、妇、眼、皮肤等科。其中不少病名沿用至今。商代已能运用艾灸、针刺、药物和按摩等4种治病的方法，并出现治病用的药酒。周代在诊断疾病方面已经采用望诊、闻诊和脉诊，这是中医诊断的开端。周代的"六气致病说"是中医病因学说的萌芽。战国时期《黄帝内经》是中医实践经验积累到一定程度，初步形成系统理论的标志。

东汉《神农本草经》是我国药物学知识的第一次系统全面的总结。《神农本草经》并非一时一人手笔，约从秦汉以来，许多医家通过对药学资料不断搜集整理，直到东汉（公元前104年）才最后编成。该书系统总结了东汉前医学家和民间的用药经验，所载的药物及其功效绝大部分是可靠的，所以沿用至今，其药物学理论和用药法则，也大多正确。

　　与此同时，古代医家不但在实践中认识了单味药物的治病作用，而且认识了几味药物结合在一起的治病作用，这就是对于方剂的认识。《史记》是汉代司马迁撰写的历史书。《史记·殷本纪》中记载："伊尹以滋味说汤。"《汉书》是记载汉代历史的著作，《汉书·艺文志》书中说："汤液经法三十二卷。"晋代皇甫谧是著名的医家，他撰写的《甲乙经·序》中说："伊尹以亚圣之才，选用神农本草为汤液。"伊尹是殷商时代的大臣。这些文献的记载也说明他运用对于药物的知识，制作了汤剂，这就形成了方剂。《汉书·艺文志》载医经 7 家，经方 11 家。说明汉代已经出现不少方剂著作。这些著作是对从古以来的经验方剂的总结。古代医家总结临床经验，并通过反复的医疗实践，把许多经验方剂流传下来。如宋代著名医家许叔微所说："取平生已试之方，并记其事实，以为《本事方》。"1973 年出土的马王堆医药帛书，下葬于公元前 168 年，属汉代。这是目前我国最古老的一部医学书。其中《五十二病方》书内有病名 100 余个，方剂 280 余个，药物 240 余种。这些对于疾病、药物、方剂的认识，提示了初民时期已经有了辨证论治的雏形。

第二章 《黄帝内经》奠定辨证论治的理论基础

一、《黄帝内经》的哲学思想和辨证思维

随着时间的推移，社会急剧变化，对自然的认识和对社会的认识都有显著发展，推动了哲学的形成和发展，产生了朴素唯物主义和自然辩证法。这些哲学思想指导着医疗实践，从感性认识上升为理性认识。其中最具有代表性的是，早在《易经》中已经开始形成的阴阳学说渗透到中医的许多方面。

阴阳最初是指向日为阳，背日为阴。西周时期成书的《易经》，虽然没有出现阴、阳这两个词，但其中的卦象都是由阴爻和阳爻构成。所以《易经》中已经包含了这样的思想，即万事万物都是由阴阳这两种元素相互作用演化而成的。战国末年到西汉初年形成的《易传》这本书，其内容是对《易经》所作的注解。《易传》对阴阳学说和天地万物变化的根本规律，作了总结的概括，这就是著名的"一阴一阳之谓道"。意思是说阴和阳对立统一就是事物的规律（道）。《易经》中阴爻和阳爻交错成卦，表示阴阳交错既对立又统一。阴阳不同的组成和运动，引起事物的千差万别。"阴阳者，数之

可十，推之可百，数之可千，推之可万。万之大，不可胜数，然其要一也。"阴阳是万事万物的共同规律。这是从复杂的自然现象和社会现象中通过"近取诸身，远取诸物"抽象和概括出来的规律。"近取诸身"就是从自身周围如男女、生死、上下、盛衰等互相对立又互相联系的现象中获得的认识。"远取诸物"是从苍茫的天空和无边的大地，日月星辰，寒暑往来，风雨昼夜，以及祸福、善恶等自然和社会现象中反复思索而来的认识。阴阳对立统一的思想被当时正在形成和发展的中医学所吸收，并成为中医学的指导思想。

到了西周末年，阴阳的概念已经明确提出来了。如《左传·昭公元年》（公元前 540 年）记载秦国著名医生医和。在阐述疾病的病因时指出"阴淫寒疾，阳淫热疾"，用阴阳代表寒邪和热邪。《老子》说："万物负阴而抱阳。"

现存最早的中医经典著作《黄帝内经》首先将阴阳对立统一看成是宇宙间万物的产生、发展、变化的普遍规律。如《素问·阴阳应象大论》说："阴阳者，天地之道也，万物之纲纪，变化之父母，生杀之本始，神明之府也，治病必求于本。"这表明中医学认为生命如同天地万物，是物质性的，而且不断运动变化着，生生不息。物质的根本属性是运动、变化、产生、消失，这些现象的根本规律是阴阳消长。阴阳运用于中医学的方方面面。

（一）人体结构的阴阳

"人生有形，不离阴阳。"（《素问·宝命全形论》）人体与宇宙一样都存在阴阳这个总规律。"夫言人之阴阳，则外为阳，内为阴。言人身之阴阳，则背为阳，腹为阴。言人身之藏府中阴阳，则藏者为阴，府者为阳。肝、心、脾、肺、肾五藏皆为阴，胆、胃、大肠、小肠、膀胱、三焦六府皆为阳。""故背为阳，阳中之阳，心也；背为阳，阳中之阴，肺也；腹为阴，阴中之阴，肾也；腹为阴，阴中之阳，肝也；腹为阴，阴中之至阴，脾也。"（《素问·金匮真言论》）人体整体的阴阳，外部是阳，内部是阴。人体躯体的阴阳，则背为阳，腹为阴。脏腑的阴阳，则藏为阴，府为阳。"是故内有阴阳，外亦有阴阳。在内者，五藏为阴，六府为阳；在外者，筋骨为阴，皮肤为阳。"（《灵枢·寿夭刚柔》）人体外为阳，但是筋骨皮肤还分阴阳。内为阴，五脏六腑还分阴阳。此外，每个脏腑还可分阴阳。如心为阴，但心还可分心阴、心阳。肾可分肾阴、肾阳等。

这样，人体从整体到局部，再到局部中的局部，阴阳之中复有阴阳，体现了阴阳的无限可分。

（二）人体体质的阴阳

《灵枢·阴阳二十五》根据阴阳五行学说，把人体体质分为二十五型，具体分析他们的个体差异在发病学上的意义。例如，在木、火、土、金、水五型人中，每一型中又分五型，共二十五型。二十五型人的体质各不相同。

（三）人体生理功能中的阴阳

"阴者藏精而起亟，阳者卫外而为固也。""凡阴阳之要，阳密乃固。""阴平阳秘，精神乃治。"（《素问·生气通天论》）人体的生理功能，是阴主内，阳主外的。人体生理功能的正常运行，其关键在于阴阳的平衡。阴阳之间还是相生的。"阳得阴助而生化无穷""阴得阳升而泉源不竭"（《景岳全书·补略》），这是阴阳互根理论在人体生理的体现。

"卫气昼日行于阳，夜半则行于阴，阴者主夜，夜者卧，阳者主上，阴者主下，故阴气积于下，阳气未尽，阳引而上，阴引而下，阴阳相引，故数欠。阳气尽，阴气盛则目瞑，阴气尽而阳气盛则寤矣。"（《灵枢·口问》）这是阴阳消长理论对人体睡眠生理的分析和解释。

（四）人体病理变化中的阴阳

人体的正常生理状态是阴阳平衡，而阴阳平衡的失去则是病理状态。从阴阳学说的角度来看，阴阳不平衡包括阴阳偏胜，阴阳偏衰，阴阳反作，阴阳转化。

1. 阴阳偏胜　"阴胜则阳病，阳胜则阴病。阳胜则热，阴胜则寒。"（《素问·阴阳应象大论》）所谓阴胜或阳胜，指某一方面高于正常水平。阳胜指阳邪致病，阳邪亢盛。阴病指阳邪亢盛导致阴虚。阴胜指阴邪亢盛，导致阳虚。阳胜则热，指阳邪引起热病。阴胜则寒指阴邪引起寒病。

"阴不胜其阳，则脉流薄疾，并乃狂；阳不胜其阴，则五脏气争，九窍不通。是以圣人陈阴阳，筋脉和同，骨髓坚固，气血皆从。如是则内外调和，邪不能害，耳目聪明，气立如故。"（《素问·生气通天论》）如果阴不胜其阳，就使血脉流动迫促，阳入于阴分，内扰神明，会发为狂乱。如果阳不胜其阴，就会使五脏之气不调，以至九窍不通。所以会养生的人善于调和阴阳，从而达到筋脉和顺，骨髓坚固，血气畅顺，这样内外调和，邪气不会侵害，耳目聪明，脏腑经络之气正常运行。

"阳胜则身热。腠理闭，喘粗为之俯仰，汗不出而热，齿干以烦冤，腹满死，能冬不能夏。阴胜则身寒，汗出，身常清，数栗而寒，寒则厥，厥则腹满死，能夏不能冬。此阴阳更胜变，病之形能也。"（《素问·阴阳应象大论》)人体阳气太过,腠理紧闭,气粗喘促,身体前后俯仰,无汗发热,牙齿干燥,烦闷腹满,不能耐受夏天的炎热。阴气太盛,身体怕冷,寒战,出冷汗,手脚发凉而腹部胀满,不能耐受冬天的寒冷。这就是阴阳偏盛的病理表现。

2. 阴阳偏衰　"阳虚则外寒,阴虚则内热。"(《素问·调经论》)阳虚、阴虚指某一方面低于正常水平。阳虚指人体的阳气虚,出现寒的表现。阴虚指人体的阴液不足,出现热象。

3. 阴阳反作　"清气在下,则生飧泄;浊气在上,则生䐜胀。此阴阳反作,病之逆从也。"(《素问·阴阳应象大论》)清扬之气居于下而不升,就会产生泄泻。浊重之气居于上而不降,就会产生胀满。这是阴阳运行逆反的表现。

4. 阴阳转化　"重阴必阳,重阳必阴""重寒则热,重热则寒"(《素问·阴阳应象大论》)阴到极点会转化为阳,阳到了极点会转化为阴。寒到了极点会转化为热,热到了极点会转化为寒。如某些急性温热病,在疾病的发展过程中,由于热毒极深重,大量耗伤机体元气,在持续高热的情况下,可突然出现体温下降、面色苍白、四肢厥冷、脉微欲绝等阳气暴脱的危象,这种病证变化，即属于由阳证转化为阴证。此时，若抢救及时，处理得当，就会四肢转温，色脉转和，阳气得以恢复，病情又可出现好的转机。这就是阴阳寒热的转化。

（五）疾病诊断中的阴阳

"善诊者，察色按脉，先别阴阳。审清浊，而知部分；视喘息，听声音，而知所苦；观权衡规矩，而知病所主；按尺寸，观浮沉滑涩，而知病所生。"（《素问·阴阳应象大论》）善于诊察疾病的医生，能通过察色按脉，可先判别疾病属阴属阳。通过分析脉象的形态、至数等可以判脉的阴阳。所以"微妙在脉，不可不察，察之有纪，从阴阳始。"（《素问·脉要精微论》）

通过望闻问切四诊，可以准确分别阴阳，进行正确的辨证。"凡诊病施治，必须先审阴阳，乃为医道之纲领，阴阳无谬，治焉有差？医道虽繁，而可一言蔽之者，曰阴阳而已。故证有阴阳，脉有阴阳，药有阴阳……设能明彻阴阳，则医理虽玄，思过半矣。"（《景岳全书·传忠录》）

"脉有阴阳，知阳者知阴，知阴者知阳。凡阳者有五，五五二十五阳。所谓阴者，真藏也，见则为败，败必死也。所谓阳者，胃脘之阳也。别于阳者，知病处也；别于阴者，知死生之期""谨熟阴阳，无与众谋。所谓阴

阳者,去者为阴,至者为阳;静者为阴,动者为阳。"(《素问·阴阳别论》)

（六）疾病治疗中的阴阳

"谨察阴阳所在而调之,以平为期。"(《素问·至真要大论》)根据疾病的阴阳偏盛偏衰,作出治疗方案,使机体恢复阴阳平衡,这是治疗的目标。

如果是实证,则通过"寒者热之""热者寒之""损其有余""实者泻之"的治疗方法来治疗。

如果是虚证,则通过"虚者补之"的方法治疗。

如果是阴虚引起火旺的,用"壮水之主,以制阳光"的方法,即滋阴降火的方法治疗。

如果是阳虚引起寒证,用"益火之源,以消阴翳"的方法,扶阳益火,消除阴寒。

"善用针者,从阴引阳,从阳引阴,以右治左,以左治右,以我知彼,以表知里,以观过与不及之理,见微得过,用之不殆。""病之始也,可刺而已;其盛,可待衰而已。故因其轻而扬之,因其重而减之,因其衰而彰之。形不足者,温之以气,精不足者,补之以味。其高者,因而越之;其下者,引而竭之;中满者,泻之于内;其有邪者,渍形以为汗,其在皮者,汗而发之;其慓悍者,按而收之;其实者,散而泻之。审其阴阳,以别柔刚,阳病治

阴，阴病治阳，定其血气，各守其乡。血实宜决之，气虚宜掣引之。"（《素问·阴阳应象大论》）

即便对于单纯的阴虚证、阳虚证，也要注意"善补阳者，必于阴中求阳，则阳得阴助而生化无穷；善补阴者，必于阳中求阴，则阴得阳升而泉源不竭。"（《景岳全书·新方八阵·补略》）就是对于阴阳偏衰的病证，根据阴阳互根的原理，补阴时兼顾补阳，补阳时兼顾补阴，才能取得比单纯补阴补阳更好的补益效果。

（七）阴阳用于养生

"是以圣人陈阴阳，筋脉和同，骨髓坚固，气血皆从。如是则内外调和，邪不能害，耳目聪明，气立如故。"（《素问·生气通天论》）所以会养生的人善于调和阴阳，从而达到筋脉和顺，骨髓坚固，血气畅顺，这样内外调和，邪气不会侵害，耳目聪明，脏腑经络之气正常运行。

"上古之人，其知道者，法于阴阳，和于术数，食饮有节，起居有常，不妄作劳，故能形与神俱，而尽终其天年，度百岁乃去。今时之人不然也，以酒为浆，以妄为常，醉以入房，以欲竭其精，以耗散其真，不知持满，不时御神，务快其心，逆于生乐，起居无节，故半百而衰也。""上古有真人者，提挈天地，把握阴阳……有至人者，淳德全道，和于阴阳，调于四时……此盖益其寿命而强者也。"（《素问·上古天真论》）上古时代那些懂得养生之道的人，能效法自然界寒暑往来的阴阳变化规律，恰当地运用各种养生手段，饮食有节，活动休息有规律，不过度的劳作，所以能使形体与精神协调一致，享受自然所赋予的寿命，活到一百多岁才去世。现代人就不是这样，把酒当作普通饮料来喝，把恣意妄为当作日常生活，醉后肆意行房事，以无尽的嗜好欲望消耗精气和真元，不知道保养精气应该像捧着装液体的容器那样谨慎，不善于调节自己的精神，只知道贪图一时的快乐，却违反了保持生命长久的乐趣，生活起居没有节制，所以到五十岁就衰老了。上古时代有真人，能把握天地自然的阴阳变化规律。中古时代有至人，有淳厚的道德，能全面把握养生之道，合于阴阳的变化，顺应四时的更替。他们能延年益寿，身体强健。

"四时阴阳者，万物之根本也。所以圣人春夏养阳，秋冬养阴，以从其根，故与万物沉浮于生长之门。逆其根则伐其本，坏其真矣。故阴阳四时者，万物之终始也，死生之本也，逆之则灾害生，从之则疴疾不起，是谓得道。道者，圣人之行，愚者佩之。从阴阳则生，逆之则死，从之则治，逆之则乱，反顺为逆，是谓内格。"

（《素问·四气调神大论》）四时阴阳的变化是万物生长的根本，所以圣人在春夏季节保养阳气，秋冬季节保养阴气，来顺从四时阴阳的变化，所以能与万物一样，在生命过程中正常发展。违逆了这个规律，就会破坏生命力，破坏真元之气。因此，阴阳四时是万物的终始，是盛衰存亡的根本，违逆了它就会产生病灾，顺从它疾病就不会发生。这样可以称得上懂得养生之道。对于养生之道，圣人能够身体力行，愚人则作为装饰。顺从阴阳的消长，就能生存。违逆它就会变乱。与阴阳规律背道而行，体内与外界就产生格拒。

《黄帝内经》所展示的阴阳学说，已经渗透至中医各方面，包括人体结构、体质、生理、病理、诊断、治疗，体现了中医深刻的哲学思想和辨证思维，成为辨证论治体系形成的理论基础。辨证论治是建立在阴阳学说的基础之上的。

辨证论治以四诊收集患者信息，以八纲分析信息。

上文说过，在四诊中如何运用阴阳学说。而八纲也就是在运用阴阳学说时，对四诊收集的信息进行分析的工具。在八纲中，寒热两纲是疾病性质的阴阳两方面，表里两纲是疾病部位的阴阳两方面，虚实两纲是邪正力量对比的阴阳两方面。这些都是阴阳在疾病的某个方面的具体体现，所以八纲中阴阳是总纲。用八纲来分析疾病信息，归根到底是用阴阳学说来分析疾病信息。

各种辨证论治的体系，如六经辨证、脏腑辨证等，就是用八纲辨证来分析的，因此也是运用阴阳学说来分析的。如脏腑辨证，就是用八纲来分析每个脏的气血阴阳的虚实情况。六经辨证就是用八纲来分析疾病的表里、寒热、虚实。

同时《黄帝内经》建立的病因、邪正、脏腑、经络、气血、营卫、三焦等理论，也是各种辨证论治体系建立的理论框架。如《素问·通评虚实论》曰："邪气盛则实，精气夺则虚。"实与虚的对立实质，也是阴阳对立的一个具体例子。《素问·调经论》曰"血气不和，百病乃变化而生"，这成为气血辨证的理论基础。《素问·至真要大论》言："诸风掉眩，皆属于肝。诸寒收引，皆属于肾。诸气膹郁，皆属于肺。诸湿肿满，皆属于脾。诸痛痒疮，皆属于心。"五脏病机是五脏气血阴阳的寒热虚实变化，是阴阳学说、八纲辨证运用于五脏的体现。这是脏腑辨证的雏形。

二、《黄帝内经》中辨证论治的理念和观点

《黄帝内经》虽然没有提出辨证论治的具体方法，

但是其基本观点已经具备了辨证论治的理念，如整体观点。人体是一个有机的整体，人体结构的各个组成部分都不是孤立的，内脏、肢体、五官通过经络相互联系，形成一个整体。在生理情况下，人体的脏腑、组织、器官互相联系，共同完成人体统一的功能活动。而在发生疾病时，则又互相影响。因此就决定了中医在诊断疾病时，可以通过五官、形体、色脉等外在表现来了解人体内的脏腑病变。这是一种"司外揣内"的诊断方法，就是通过观察人体外部表现来了解人体体内情况的诊断方法。也是一种"审证求因"的诊断方法，即通过症状来探求病因的方法。这就是辨证论治的诊断方法，这个诊断方法必须以整体观为理论前提。

《黄帝内经》提出了诊法和治则。诊法包括了望、闻、问、切四诊。《素问·阴阳应象大论》："善诊者，察色按脉，先别阴阳；审清浊而知部分；视喘息，听声音而知所苦；观权衡规矩而知所主；按尺寸，观浮沉滑涩而知病所生。以治无过，以诊则不失矣。"通过望诊、闻诊、切诊可以了解到人体内部的疾病。如"五脏六腑之精气，皆上注于目而为之精"。通过观察人体眼睛的神气，可以了解人体内部的精气情况。

《黄帝内经》提出了许多治疗法则。如三因制宜。

疾病的发生发展和转归，与时令、气候、地理环境，尤其是患者的体质因素关系密切，因此治病就必须根据这些不同的情况，制定相应的治疗方法。这种因时、因地、因人的治疗原则，充分体现了整体观念和在实际运用上的原则性和灵活性。其实三因制宜的治疗原则，就是辨证论治的治疗原则。又如扶正祛邪的治疗原则。疾病的过程从邪正关系来说，是正气与邪气互相斗争的过程。治病要扶助正气，祛除邪气，改变邪正双方的力量对比，使之向有利于疾病痊愈的方向转化。恢复人体阴阳平衡，重新达到阴平阳秘，也是《黄帝内经》的治疗原则。疾病发生是阴阳的相对平衡遭到破坏，出现偏盛偏衰的结果。所以治疗原则是"审其阴阳，以别柔刚，阳病阴治，阴病阳治，定其气血，各守其乡"。针对邪气实的病证，要根据邪气所在的部位、性质，通过最简捷的途径，以最快的速度将邪排出体外。如《素问·阴阳应象大论》曰"其高者因而越之""其下者引而竭之""其在皮者汗而发之"。这些治疗原则，充分体现了辨证论治的思想。也正是这种思想，指导了张仲景创立了六经辨证论治的体系。

《素问·著至教论》言："此皆阴阳、表里、上下、雌雄相输应也，而道上知天文、下知地理，中知人事。"意思是说医学是阴阳、表里、上下、雌雄相互应和的道理。就医学而言，必须上通天文，下通地理，中知人事。这些观点对八纲辨证的形成具有指导意义。

第三章 辨证论治体系的形成

一、六经辨证论治

在对于疾病、药物、方剂的认识形成丰富积累的基础上，在《黄帝内经》的哲学思想和辨证思维的指导下，汉代张仲景在东汉末年的建安年间即公元 200～210 年，撰写了《伤寒杂病论》，把理论和临床实践紧密结合，确立了理、法、方、药的辨证论治原则。张仲景在序中写道："勤求古训，博采众方，撰用《素问》《九卷》《八十一难》《阴阳大论》《胎胪药录》，并平脉辨证，为《伤寒杂病论》合十六卷。"张仲景在序中说明，他是采用了古代的药物和方剂知识，与《素问》等医学理论结合，建立通过切脉辨证、处方用药的辨证论治体系。另据晋代皇甫谧《甲乙经·序》："仲景广伊尹汤液数十卷，用之多验。"说明张仲景在博采众方时，也采用了伊尹汤液的方剂。

张仲景的《伤寒杂病论》包括《伤寒论》和《金匮要略》两部分。其中《伤寒论》在《素问·热论》的基础上，主要论述了外感热病的辨证论治方法，它概括了脏腑、经络、气血的生理病理变化，根据人体抗病能力的强弱，病因的属性，病势的进退、缓急等因素，将外感热病的演变过程中所出现的临床表现，进行分析、综合、归纳，辨别病变的部位、特点、寒热属性、邪正消长，以及治法处方，从而提出了较为完整的三阴三阳辨证体系。

三阳就是太阳、阳明、少阳，三阴就是太阴、少阴、厥阴，这是从《素问·热论》中继承下来的。但是《素问·热论》只是作为分证的纲领，未具体论述其辨证论治，仅论述了热证，未论及寒证和虚证，治疗上也只提及汗法和下法。而《伤寒论》六经则是对所有的脏腑经络的病理机转进行辨证论治，既是辨证的纲领，又是论治的准则。六经的每一经可分为手足二经，如太阳可分为手太阳小肠经和足太阳膀胱经。所以，六经实际上是十二经。十二经根源于脏和腑，正如《灵枢·海论》所说："夫十二经脉者，内发属于脏腑，外络于肢节。"这样，六经的证候，反映了脏腑经络的病理变化。六经辨证是经络、脏腑病理变化的反映，其中三阳病证以六腑的病变为基础，三阴病证以五脏的病变为基础。故六经辨证实际上基本概括了脏腑和经络的病变。运用六经辨证使我们正确掌握外感热病的变化发展规律，从而在治疗上起指导作用。如太阳经受病之初，表现出头项强、腰脊痛等经络证候。当表邪不解时，影响到太阳腑的时候，就会出现膀胱蓄水证或膀胱蓄血证等腑的证候。而当太阳表邪入里，又可因人体正气的强弱而有不同的转归。如果正气弱可以转虚证而出现少阴心、肾之脏腑病。如果正气强者可以转为实证而出现阳明胃、肠之脏腑病。所以六经是以其所属经络脏腑的病理反映来指导辨证论治的。

由于张仲景继承了《黄帝内经》的学术思想，所以六经辨证贯彻了阴阳学说和八纲辨证的精神。如六经中的太阳为表，其余为里，三阳为热证、实证、阳证，三阴为寒证、虚证、阴证。六经辨证将伤寒病演变过程中所表现的各种证候，以阴阳为纲，分成三阳和三阴两大类，作为论治的基础。凡抗病力强，病热亢奋的为三阳病证。抗病力衰减，病势虚弱的为三阴病证。

表里是分析病位的纲领。邪在经络，出现表证，邪入脏腑，出现里证。三阳病的发表攻里就是根据病位的在表在里而决定的。如太阳表证，宜解表发汗。阳明里证，宜清泄里热或攻下里实。如《伤寒论》说："伤寒医下之，续得下利，清谷不止，身疼痛者，急当救里；后身疼痛，清便自调者，急当救表。"这说明辨别病位在表在里与治疗上救表救里的重要性。

寒热是辨别疾病性质的纲领。辨明疾病的性质也是十分重要的。同是下利之证，就有寒热的不同。如果自利不渴的为内有寒。如果下利欲饮水者，则为里有热。又有寒热真假之辨。如"病人身大热，反欲得衣者，热在皮肤，寒在骨髓；身大寒反不欲近衣者，寒在皮肤，热在骨髓"。前者是内真寒而外假热；后者是内真热而外假寒。可见六经的寒热辨证，也是辨证的重要内容。

虚实是辨别邪正盛衰的纲领。虚是指正气虚，实是指邪气实。虚证用扶正的治疗方法，实证用祛邪的治疗方法。"发汗后恶寒者，虚故也；不恶寒但热者，实也。"前者是发汗后出现阳虚之证。后者是发汗后邪盛内传之里实证。治疗上运用不同的方法。所以辨别虚实是选择运用扶正或攻邪治疗方法的关键。

由此可见，只有理解六经与八纲的关系，才能从复杂的证候中分辨出表里寒热虚实，从而决定有效的治疗。

张仲景将古代分散、孤立无序的关于病和证的认识，以及对于药物、方剂的认识，进行综合、分析、归纳，形成一个有序的体系，当出现什么样的脉证时，属于什么病证，运用什么方药，就有了规律和章法可循。于是，虽然丰富多彩，但是分散不成体系，选择采用却不方便的临床经验，就成了有章可循的一个大的系统，大大有利于临床的应用。而且，《伤寒杂病论》实际收方269 首，使用药物214 味，已经基本涉及临床各科的常用方剂。直至今日，一些医家仍喜欢用六经辨证来治疗外感热病和内伤杂病，并能取得一定的效果。

二、温病辨证论治的创立

对于温病的认识《黄帝内经》早已有之。《素问·评热病论》："有病温者，汗出辄复热，而脉疾躁者，不为汗衰，狂言不能食。"张仲景也观察到这类疾病，他写的《伤寒论》也说："太阳病，发热而渴，不恶寒者为温病。"

从这些论述中可以看到，温病是一种不同于伤寒的病证。伤寒的发病，一般由表及里，先出现太阳证，有恶寒身痛等体表和经络的症状。随着病情的发展，再出现腑和脏的症状。而温病则一开始没有恶寒身痛等体表经络症状，而是直接出现发热而渴，而且汗出热不退，脉疾躁，即使用了发汗药治疗热也不退，并且往往出现不能食等胃肠症状和狂言等神志症状。相对于伤寒而言，温病的发病显得较为突然，变化迅速，病情危重。显然与伤寒有很大不同。

如何认识这类疾病呢？晋代医家王叔和根据《素

问·热论》所说："今夫热病者皆伤寒之类""人之伤于寒也，则为热病""凡病伤寒而成温者，先夏至日者病温，后夏至日为病暑"，以及《素问·生气通天论》："冬伤于寒，春必病温。"这些论述，提出了"伏气温病"的理论。他认为，热病都是伤于寒的。如果受寒后立即发病的，是伤寒。如果冬天伤于寒，伏而不发，到春天就成了温病。而且先于夏至日而发则为温病，后于夏至日而发则为暑病。尽管其临床表现不同于伤寒，但其病因仍是感受寒邪，显然，这不是独立的病证，而是依附于伤寒的一种病证，是伤寒中的一种特殊的类型。关于如何治疗，在张仲景的《伤寒论》中并没有论述。这说明当时对这类疾病的认识还较为粗浅。近代经方大家曹颖甫认为《伤寒论》中的葛根汤可以作为温病的代表方，得到部分医家的赞成。

　　到了宋代朱肱撰写的《类证活人书》说："桂枝汤自西北二方居人，四时行之，无不应验，自江淮间，唯冬及初春可行，自春末及夏至以前，桂枝汤可加黄芩半两，夏至后有桂枝证，可加知母一两，石膏二两，或加升麻半两，若病人素虚寒者，正用古方，不再加减也。"他从辨证论治的角度观察到，在运用《伤寒论》的方剂时，应该随着时间、地点、患者体质的不同而进行加减。由于他在桂枝汤中加入了清热药，使原来的方药降低了辛温的程度，升高了清热的程度。这就为温病的治疗提供了有效的思路。

宋代郭雍《伤寒补亡论》则从病因上发展了温病的理论。他说："冬伤于寒，至春发者，谓之温病。冬不伤寒，而春自感风寒温气而病者，亦谓之温。"由于他指出了感受温气能够引发温病，这就突破了《黄帝内经》和王叔和所论述的温病是由于感受寒气，伏而化为温病的理论。于是后世出现了"伏邪温病"和"新感温病"两种发病理论。而只有"新感温病"才能从病因上与伤寒区别开来，使温病能够不依附于伤寒，在理论上具有真正成为一种独立的病证的可能性。

金元时代的刘河间提出了六经传变皆为热证，六气皆从火热而化，将解表药与寒凉清热药配合运用，为后世温病用寒药打下基础。他在《素问病机气宜保命集·伤寒论》中说："余自制双解、通圣辛凉之剂，不遵仲景法桂枝、麻黄发表之药。"他明确表达了要对张仲景伤寒理论形成突破的愿望，是温病学史上的重大的转折。

明代吴又可作《瘟疫论》，对瘟疫的病因、发病、治疗等提出了独特的见解，成为史上第一部温病专著。清代叶天士的《温热论》是温病学理论的奠基之作。书中论述了温病的病因、病机、感染途径、侵犯部位、传变规律和治疗大法等，创立了卫气营血辨证论治的理论体系。这标志着温病正式成为一种独立的病证。

（一）卫气营血辨证论治

卫气营血辨证是外感温热病的一种辨证方法。它是在伤寒六经辨证的基础上发展起来的，又弥补了六经辨证的不足，从而丰富了外感热病辨证的内容。卫、气、营、血的概念，是从《黄帝内经》中吸收过来的。《灵枢·营卫生会》对卫、气、营、血的生成、运行和生理功能进行了论述。《素问·气穴论》曰："营卫稽留，卫散荣溢，气竭血着，外为发热，内为少气。"即当卫气营血出现异常时，会引起疾病。此后，历代医家在此基础上进行临床实践，运用卫气营血的概念分析疾病的病机变化并指导治疗，这是卫气营血辨证理论产生的实践基础。明代医家吴又可《瘟疫论》云："凡疫邪留于气分，解以战汗；留于血分，解以发斑。"明确提出了瘟疫致病有邪在气分和血分的不同。这是气血概念区分病邪病位深浅，分析病机转归的最早记载。

清代著名医家叶天士所撰《温热论》首先明确了温病是通过"辨卫气营血"来进行治疗的观点。他说："辨卫气营血虽与伤寒同，若论治法则与伤寒大异也。"就是说，卫气营血辨证与伤寒六经辨证都是对外感热病的辨证论治体系。但是在治法上，有很大的不同，有了许多的补充和发展。因为相对伤寒而言，温病是发病急、变化快、病情危重的一个类急性传染病。这一点虽然《黄帝内经》和《伤寒论》已经有所观察，但没有从病因病机上加以论述，而叶天士则有了较全面的论述。

叶天士所撰《温热论》说："盖伤寒之邪留恋在表，然后化热入里，温邪则热变最速。""温邪上受，首先犯肺，逆传心包。"首先叶天士在病因上将温病的发生看作是感受温邪而非寒邪，与《黄帝内经》和《伤寒论》作了区分。其次，在病邪入侵时，《黄帝内经》作出了步步深入的论述。《灵枢·百病始生》说，虚邪之中人，始于皮肤，从毛发入，留而不去，则传舍于络，再留而不去，传舍于经，传舍于俞，以及逐步传舍于肠胃等。《素问·热论》也说伤寒一日太阳，二日阳明，三日少阳，四日太阴，五日少阴，六日厥阴，三阳三阴逐日受邪。说明疾病的发展过程是由表及里，逐日加重。《伤寒论》就是根据这些论述，建立六经辨证的。所以叶天士说"盖伤寒之邪留恋在表，然后化热入里"，就是这个道理。温病发病急，变化快，病情重。而温邪则不守由表及里的规律，直接侵犯肺脏，有的还急速地逆传到心包，很快出现危重的病情。"逆传"概念的提出，突破了《黄帝内经》和《伤寒论》关于病邪逐步深入的观点，更符合急性传染病的实际情况。这是中医医家在应对急性、烈性传染病的临床实践中通过积累大量的经验而得出的理论。此外，由于得益于当时脏腑学说和脏腑辨证已取得的成就，相对张仲景而言，叶天士的理论与脏腑辨证结合地更为紧密，因此辨证时脏腑的定位更加明确。

卫、气在体表运行，营、血在体内运行。而在辨证中，卫、气、营、血的概念，主要成为由外而内、由浅入深的疾病发展的四个阶段。即卫分证、气分证、营分证、血分证这四种不同的证候。当温热病邪侵入人体，由于卫气运行于人体体表，即形成卫分证。卫分证不能痊愈，就发展成气分证。气分证不能痊愈，进一步发展为营分证。再不痊愈，就变成血分证。卫分证主表，病在肺和皮毛。气分证主里，病在于胸膈、肺、胃、肠、胆等脏腑。营分证病在心和心包。血分证则深入到肝肾，是疾病的危重阶段。

这样，叶天士阐明了温病发展过程中卫、气、营、血变化的深浅轻重，病情不同阶段及证候的传变。而且还指出卫、气、营、血四大证候类型的辨证要点和治疗法则，从而形成了新的辨证论治体系。

叶天士说："肺主气属卫，心主血属营。"卫、气、营、血、心、肺都是人体的结构。联系到《伤寒论》的六经辨证，其三阴三阳属于阴阳学说，是哲学概念。古代医学是自然哲学，是医学与哲学的结合体。从六经辨证到卫气营血辨证，我们看到哲学成分在减少而医学成分在增加。

（二）三焦辨证论治

三焦辨证也是外感温热病的辨证论治方法。这是在六经辨证和卫气营血辨证的基础上总结出来的。三焦的概念也是从《黄帝内经》中吸收而来。《灵枢·营卫生会》："上焦出于胃上口，并咽以上，贯膈而布胸中。""中焦亦并胃中，出上焦之后""下焦者别回肠，注于膀胱而渗入焉""上焦如雾，中焦如沤，下焦如渎"。指出了三焦的部位和生理功能。后世医家从三焦分治进行临床实践，奠定三焦辨证的基础。《金匮要略》提出："热在上焦者，因咳为肺痿；热在中焦者，则为坚；热在下焦者，则尿血，亦令淋秘不通。"指出了热在三焦的临床表现。金元时代刘河间把三焦作为温病的分期，即把热性病的初期称为上焦病证，后期称为下焦病证。如《素问病机气宜保命集·小儿斑疹》中提出斑疹"首尾不可下者，首曰上焦，尾曰下焦"。清代喻嘉言所撰的《尚论篇·详论温疫以破大惑》说："从鼻从口所入之邪，必先注中焦，以次分布上下。"而且指出："此三焦之定位之邪也。"清代医家薛生白在《湿热病篇》中论述了湿热证"热邪充斥表里三焦""无论表里可分，而未尝无三焦可辨"。清代医家吴鞠通撰写《温病条辨》关于三焦的论述，总结了自己治疗温病的临床实践体会，创立了三焦辨证论治，将温病分为上焦、中焦、下焦，系统论述了三焦所属脏腑的病机及其相互传变的规律，总结了相应的治疗方药。三焦病的各种证候，反映温病病变发展的三个不同阶段。上焦病多表现为温病的初期，中焦病表现为温病的极期，下焦病多表现为温病的末期。三焦辨证的重点在于阐述三焦所属的脏腑的病机变化、证候类型及性质，是以脏腑辨证为基础的，反映温病发生、发展及传变规律，反映温病初期、中期、后期病机特点的辨证论治体系。

上述三种辨证论治方法主要针对外感热病。如果不是外感病，则不采用这三种辨证方法。一般采用脏腑辨证、气血津液辨证、经络辨证。

三、脏腑辨证论治

《黄帝内经》论述了脏腑学说，但没有论及脏腑辨证。张仲景撰写《伤寒论》发明了六经辨证，主要用于外感热病的辨证论治。同时他也论及从脏腑治疗内伤杂病的内容。但是，脏腑辨证是在六经辨证建立后逐步形成的。与六经辨证不同，脏腑辨证主要用于内伤杂病的辨证论治。

脏腑辨证是辨证论治体系中最重要的辨证方法。因为中医的生理，是以五脏为中心，包括五脏六腑、经络气血等。脏腑辨证是根据脏腑的生理功能、病理表现，对疾病证候进行分析归纳，借以推究病机，判断病变的部位、性质、正邪盛衰情况的一种辨证论治方法。脏腑辨证包括脏病辨证、腑病辨证、脏腑兼病辨证三个部分。其中脏病辨证为主要内容。由于脏腑之间具有表里关系，在病理上容易相互影响，故历来将腑的部分病变归纳在脏病之中，而较少单独论述腑病。

脏腑辨证是继六经辨证建立后逐步建立起来的。脏腑学说源自《黄帝内经》。《黄帝内经》提出了脏腑的生理病理和病证的分属脏腑，限于当时的条件，对于脏腑的认识是通过简单的解剖和司外揣内的方法产生的。该书着重介绍生理病理与病证认识关系在防治上的实际作用。某一脏腑某一经络不是一个单位而是一个系统，是若干有关生理功能和病理病证的一个密切相联属的系统。它的生理与病理的关系，病理与病证的关系，在治疗效应上可以看到他们的系统性。当见到某一个系统的症状就依此系统而治疗可以收到效果。因此，历代医家根据这些系统通过临床再实践再发展，逐步建立了中医脏腑辨证论治纲领。

汉代张仲景《金匮要略·脏腑经络先后病脉证治》中，阐述了五脏病在治疗上的关系，并用脏腑分别命名症状。另一篇"五脏风寒积聚篇"有肺中风、肺中寒、肺死脏。其他如水病有心水、肝水、脾水、肾水之别。可以看出，两汉时代，虽已用脏腑辨证，但还处于雏形阶段，到了六朝时代则有发展。梁代陶弘景著《辅行诀脏腑用药法要》，说"一依五脏补泻法例"，说明此时已有法例，较之汉代更为具体。不但有法例并且列了汤药，其证法都是从《黄帝内经》来。托名华佗撰的《中藏经》也是六朝人所著。书中论五脏六腑、寒热虚实、死生逆顺之法，比陶弘景更详细，其论脏腑辨证有承先启后的作用。

唐代孙思邈作《千金方》也以脏腑分别辨证。如"肝脏脉论""肝虚实""肝劳""筋极""坚癥积聚"。北宋初《太平圣惠方》脏腑诸论，其总论比较简洁而有条理。《圣济总录》之"脏腑统论"也比较简洁而概括。宋代

《小儿药证直诀》有五脏补泻诸方。一直为后世所常用。其五脏虚实寒热辨证用药述证扼要，不涉其他杂证。但终属儿科，大人脏腑诸病证不能概括。至金元时代张洁古根据《中藏经》《小儿药证直诀》等写成《医学启源》，创立了脏腑药式，固定脏腑标本病证与补泻诸药，确立了脏腑辨证用药体系。他肯定了脏腑经络所见的症状，使学者见病知脏，某症当用何药，按图可索骥，不致方寸无主。到了明代，有以脏腑分部系病的，每一脏腑下列若干病证，如《医学纲目》。有以病证为目，分别病因辨证论治的，如《景岳全书》《赤水玄珠》。还有以主证全体分别脏腑辨证论治者，如薛立斋。

薛立斋的书中常用肝经风热、肝经血燥、脾胃虚寒、心火上炎、肺气壅滞等词，并用五行生克之说，作为脏腑病机的说明。薛立斋继承了张洁古之学，但又不似张洁古之以一个脏腑来分寒热虚实，一个病证属一个脏腑，他的证候是独立的，譬如眩晕，不像张洁古之单属肝，可以属肾虚，可以属肝旺，也可以为心血不足，也可以为湿痰中阻，不一定属于肝脏，而是综合其他症状而定。这种辨证就比张洁古进步。薛立斋的辨证论治方法，经门人周慎斋推广，于是脏腑辨证通行于大江南北。此后，清代的大医家如叶天士、王旭高、张聿青、柳宝诒等均采用薛氏的辨证论治方法，所以能推广至全国。中华人民共和国成立后编写的教材，继承了清代的辨证论治方法，而且更为缜密细致，形成一套理法方药，沿用至今。可以看到，脏腑辨证论治的理论，是在不断发展过程之中的。其未来必将继续发展。

治疗外感热病的六经辨证先于脏腑辨证而形成，是因为在人类历史上，最先严重影响人类健康的是传染病、外感病、发热性疾病。外感热病发病急、变化快，在当时容易夺取人类的健康和生命。而内伤杂病进展较为缓慢。所以当时的医家以优先研究治疗外感病为首要的课题。相对而言，治疗内伤杂病的脏腑辨证的形成晚于治疗外感热病的六经辨证。同时，脏腑辨证形成的过程，是伴随着脏腑学说的完善过程的。自从《黄帝内经》提出了脏腑学说以后，脏腑学说处在不断完善的过程。《黄帝内经》关于脏腑学说的重要文献《素问·灵兰秘典论》据考证完成于晋唐时代。李东垣撰写的《脾胃论》是论述脾胃学说的重要文献，形成于金元时代。另一个重要的脏腑理论命门学说形成于明代。同时，中国古代的解剖学虽然发展缓慢，但是仍然在发展，对脏腑学说的发展有一定的促进作用。正因为脏腑学说本身是在不断发展形成过程中，所以脏腑辨证论治也随之而不断发展，逐渐形成。到了清代，外感热病的理论也与脏腑学说相互渗透，如叶天士的卫气营血辨证和吴鞠通的三焦辨证都有较为明确的脏腑定位。这也说明古代医学作为自然哲学，必然向着哲学成分减少与医学成分增加的方向发展。清代以后，由于抗生素的发明，传染病有了有效的治疗方法，随着社会生产力的发展，疾病谱也在发生变化，中医的注意力转向内伤杂病。因而，主要用于内伤杂病的脏腑辨证论治的运用更为受到重视。中华人民共和国成立以来，中西医互相渗透，互相学习，求同存异，脏腑学说有向解剖学靠拢的倾向，脏腑辨证论治的运用更为频繁。许多慢性疾病，西医往往无专药治疗，患者求治于中医，这些慢性疑难杂症，从脏象学说运用于临床，逐步形成了脏腑辨证论治，使中医临床辨证论治的优势在一些慢性疑难病症的临床应用中向前推进了一步，逐步形成了脏腑辨证论治这一新的方法。

四、气血津液辨证

气血津液辨证就是运用气血津液理论，分析气血津液的病变，辨别其不同的证候。由于气血津液都是脏腑功能活动的物质基础，而它们的生成及运行又有赖于脏腑的功能活动。因此，气血津液理论是属于脏腑理论的一部分。在病理上，脏腑发生病变，可以影响到气血津液的变化。而气血津液的病变，也必然要影响到脏腑的功能。所以，气血津液的病变，是与脏腑密切相关的。气血津液辨证应当与脏腑辨证互相参照。

五、经络辨证

经络辨证是根据患者体表某一部位所出现的症状，来辨别此处是属何经络，以及属何脏腑。因为人体十二经脉，内联脏腑，外络肢体，当外邪侵入人体经气失常时，不能发挥卫外作用，病邪会通过经络逐渐传入脏腑，反之，如果内脏发生病变，同样也会循着经络反映于体表。故掌握十二经脉病变的特征，能辨别病之所生和病之虚实所在。

此外，还有病因辨证、方剂辨证，以及根据五运六气用药等辨证论治的方法。熟练掌握各种辨证论治方法，并在临床实践中灵活运用，才能有效地诊断和治疗疾病，获得意想不到的疗效。

六、同一患者，不同医生辨证论治常不同

由于医生的情况不同，对同一个患者，不同医生辨

证的结果基本相近，但也可能有所不同。有些患者会讲，他某一次找了几个医生诊治，结果各个医生开的处方往往是不同的。这确实是个很现实的问题。所以患者一般来说要找老医生看病。老医生的处方可能与年轻医生的不同，疗效要好些。其原因也是复杂的。比如，因为各个医生可能采用的理论不同，如失眠的治疗中，有从心论治，也有从肝论治。也可能采用的治病策略不同。如对于温病，有人采用"卫之后方言气，营之后方言血"的治疗策略。有的人采用"截断扭转"的治疗策略。又因为各个医生的个人经验不同，所选用的辨证方法不同，所选的药物可能也有所不同。此外，中药是十分巨大的宝库，有上万种品种。即便治疗原则相近，每个医生对于运用不同的药物有自己独特的经验，因而开出处方药物也可能有些不同的习惯用药。

（一）选用的辨证方法不同

辨证论治的基本方法是四诊八纲，即通过望、闻、问、切四种诊断方法，收集患者信息，再从阴阳、表里、寒热、虚实等八个角度进行分析研究。但是，在研究过程中，选择哪一种辨证论治系统，不同的医者有不同的选择。这就会影响到辨证的结果。也就是说，辨证的结果，往往不是唯一的答案，更有可能的是有多项的选择。

中医辨证论治的方法十分丰富，有六经辨证，卫气营血辨证，三焦辨证，脏腑辨证，气血津液辨证，八纲辨证等。一般而言，外感热病应当选择伤寒六经辨证或温病卫气营血辨证。内伤杂病选择脏腑辨证或气血津液辨证。但在实际上，也确实有采用六经辨证来治疗内伤杂病的情况。即使是对于外感热病，对于同一个患者，有的医生采用六经辨证，有的医生选择卫气营血辨证。

比如，曹颖甫所撰《经方实验录》引《悼恽铁樵先生》云："四公子又病伤寒。发热无汗而喘。遍请诸医家，其所疏方，仍不外乎历次所用之豆豉、山栀、豆卷、桑叶、菊花、薄荷、连翘、杏仁、象贝等味。服药后，热势依然，喘益加剧。先生乃终夜不寝，绕室踌躇。迨天微明，乃毅然曰：此非《伤寒论》'太阳病，头痛，发热，身疼，腰痛，骨节疼痛，恶风无汗而喘者，麻黄汤主之'之病而何？乃援笔书：麻黄七分，桂枝七分，杏仁三钱，炙草五分。持方与夫人曰：'吾三儿皆死于是，今四儿病，医家又谢不敏。与其坐而待毙，曷若含药而亡！'夫人默然。嗣以计无他出，乃即配药煎服。先生则仍至商务印书馆服务。及归，见病儿喘较平，肌肤有润意，乃更续予药，竟得汗出喘平而愈。"这个医案讲的是恽铁樵的四公子生病，请了许多医生，都用温病方药治疗无效，后来恽铁樵自己用《伤寒论》方药治疗竟然好了。

"又记昔在丁甘仁先生家，课其孙济华昆季，门人裴德炎因病求诊于济万，方治为荆防等味，四日，病无增减，亦不出汗。乃招予往诊，予仅用麻黄二钱，桂枝一钱半，杏仁三钱，生草一钱。明日，德炎不至，亦不求再诊，予甚疑之。越日，德炎欣然而来曰，愈矣。"这个医案也是讲丁济万不用伤寒方治疗患者的病无增减。曹颖甫用伤寒方治疗，则病治好了。

上述两个医案表明，对于同一个患者，当时有的医家用温病的辨证论治，有的医家用伤寒的辨证论治。当然，结果是不同的。

目前，将伤寒六经辨证和温病的卫气营血辨证、三焦辨证统一起来已成为中医界的共识。但是，统一的方式，似乎有不同的看法。有人认为温病是从伤寒发展而来，温病只是丰富了伤寒的治法，应当以伤寒为主要框架，将温病内容充实进去，从而达到两者的统一。有的则认为温病已经把伤寒的内容融合到自己的框架内部，两者其实基本上已经统一了。仔细想来，这也就是伤寒统一温病，还是温病统一伤寒的选择。这说明在伤寒温病统一的过程中，仍然充满伤寒温病之间的争论。

当前，作为一种临时的办法，在临床上，伤寒方和温病方可以根据辨证，交叉选择运用，但理论是不统一的。这样，伤寒方和温病方成了一个个孤立的证型和方剂，供临床选用。而原来的体系被打乱了。由此引起一些实践上的问题。

比如，温病学说形成之后，温病有上升和取代伤寒成为广义性热病的趋势。银翘散、桑菊饮二剂，几乎通用于外感病初期。而伤寒的麻黄汤等渐渐少用（《伤寒论古今研究》）。

柯雪帆在《疑难病证思辨录》中指出，麻黄汤治疗热病，在古代是很多的，但"近年来，临床用麻黄汤解热的报道已经不多，将麻黄汤用于肺炎的实属罕见。"目前"临床上不敢使用辛温发汗解热"，这是什么原因呢？

是麻黄汤的发汗解热、宣肺祛痰作用不可靠吗？"近年药理研究证明，绝大多数解表药，无论辛温解表还是辛凉解表，多具有一定的解热作用，但同时能通过发汗而迅速解热的只有麻黄。因此，要达到《内经》所说的'体若燔炭，汗出而散'的目的，用麻黄的解表方肯定优于不用麻黄的。"

其中的道理，他认为是："及至现代，首先在理论问题上发生了偏颇。在温病学教材中，将以下几点列为伤寒与温病的鉴别点：伤寒必须发热轻，恶寒重，脉紧而不数，凡发热较高而脉数者，皆归入温病。这样一来，只有恶寒明显的轻微感冒才是伤寒，绝大多数发热病证尽归于温病范围。临床上能用麻黄辛温解表的机会就极少了。殊不知《伤寒论》中早有明文：'脉浮而数者，可发汗，宜麻黄汤。'（'太阳病上篇'第 52 条）而麻黄汤八症（见'太阳病中篇'第 35 条）之中只有恶风而未言恶寒。可见恶寒轻与脉数绝非用麻黄的禁忌证。治温病学而不读《伤寒论》，不深入临床实际，难免造成误导。"

"除此之外，还有一个认识误区是：中西医概念的混淆。凡是西医诊断为炎症，特别是急性炎症的，往往就误认为是中医辨证的热证。因此，肺炎、上呼吸道感染、肾盂肾炎等病，一开始便用大量苦寒凉药，认为可以消炎，而不能用温药。其实中药理论所说的泻火、降火并不等于消炎，温性的中药未必都不能抗菌消炎。而西医诊断的一种疾病，在其发展过程中，有多种多样的变化，可能出现表里寒热虚实种种不同的证候。中医应该根据辨证论治用药,西医的诊断可以作为参考,但不应该受其拘束。对中西医药的概念,其相近相关者可以进行多方面的研讨,切忌随意套用。"

目前,不少医生认为,温病由温邪引起,不可用温药,炎症就是热证,清热就是消炎。在这样的观点引导下,麻黄汤以及辛温解表等治法已经很少运用了。也就是说,在人们的认识中,太阳病的范围,已经十分狭小。重新认识太阳病显得十分必要。

温病虽然在伤寒基础上发展而来,青出于蓝而胜于蓝。温病的治法的确大大地丰富了。但是,在某些地方其实并不如伤寒。如章次公言,"温热家也存在着缺点,即他们对心力的维持显然重视不够,误以伤寒为热病,过分拘泥为寒所伤,因此对患者现少阴、太阴等证候时,便觉左右为难,是不可否认的偏差。"在卫气营血、三焦辨证中,对心肾阳衰的证治不够全面。叶天士对用温阳药过分谨慎。如他在《温热论》中说:"且吾吴湿邪害人最多,如面色白者,须要顾其阳气,湿胜则阳微也。如法应清凉,用到十分之六七,即不可过凉(恐成功反弃,何以故耶),盖恐湿热一去,阳亦衰微也。面色苍者,须要顾其津液,清凉到十分之六七,往往热减身寒者,不可便云虚寒而投补剂,恐炉烟虽熄,灰中有火也。须细察精详，方少少与之，慎不可漫然而进也。"叶天士对阳虚患者，只敢减少凉药，少与补剂，不敢温阳。

他又说："热病救阴犹易，通阳最难。救阴不在补血，而在养津与测汗，通阳不在温，而在利小便，较之杂症有不同也。"不敢温阳，只敢通阳，而且通阳不敢温，只敢利小便。

他又说："战汗而解，邪退正虚，阳从汗泄，故渐肤冷，未必即成脱症。此时宜安舒静卧，以养阳气来复。旁人切勿惊惶，频频呼唤，扰其元气。但诊其脉若虚软和缓，虽倦卧不语，汗出肤冷，却非脱症；若脉急疾，躁扰不卧，肤冷汗出，便为气脱之症矣。"邪退正虚，出现脱症的可能性，仍然只敢消极等待，不敢温阳救脱。

"更有邪盛正虚，不能一战而解，停一二日再战汗而愈者，不可不知。"等待患者自愈，不采取措施救阳祛邪。

"不可便云虚寒而投补剂，恐炉烟虽熄，灰中有火也。"对温阳药过分谨慎，仍是因为固守"温邪不可用温药"的理论。

在伤寒与温病的理论不能统一之前，对于同一个患者，究竟用伤寒的六经辨证还是用温病的卫气营血辨证或三焦辨证，有时候不同的医生可以有不同的选择。在此情况下，要建立选择的标准就难以得到各方都能满意的共识。有朝一日，如果伤寒和温病的理论统一了，到时候就会有新的统一的外感热病的辨证论治标准出现。

（二）医生的学术流派不同

在辨证论治的过程中，用四诊了解病情，用八纲分析病情。最后得出治法和方药。在这个过程中，要把望、闻、问、切所得到的资料，根据主症、兼症、先得的疾病、后发的疾病等加以分析综合研究，指出病因、病机、脏腑、经络、阴阳、虚实及其可能的变化等。这个过程要受到中医理论的指导，如病因理论、病机理论、脏腑理论、治则理论等。

中医的理论形成于《黄帝内经》，广大医家根据这些理论来指导临床实践。而长期的临床实践积累的认识，反过来推动了中医理论的发展进步。到了金元时期，由于战乱、社会动荡，百姓生活困苦，传染病多发，对医学形成新挑战。广大医家在临床上积极探索新的治疗方法，从而孕育着医学理论的发展和医疗技术的创新。他们学习《黄帝内经》的理论，结合自己积累的经验，从自己独特的角度发扬这些理论，从而形成不同的学术流派。

金元时代的刘河间认为，"法之与术，悉出《内经》之玄机"，撰写《素问玄机原病式》一书。其学派被称为河间学派。他的突出观点是"火热论"。他继承《黄帝内经》的病因病机理论，提出自己独特的见解。他认为六气中的风、湿、燥、寒诸气在病理变化过程中皆能化热生火，而火热也往往是产生风、湿、寒、燥的原因之一。他强调火热在疾病中的重要性，提出"六气皆从火化"的理论。他主张治疗风热表证用辛凉或甘寒解表法。他还指出五志过极也可以化热。他运用宣、清、通三种治疗方法和辛苦寒药开发郁结，宣通气机，发明并总结出辛凉或甘寒解表、表里双解、攻下里热等治法来治疗火热证。他创制了一系列方剂来清解表里之热。可见，刘河间对火热病证的治疗补前人所未见，颇多创见，后世称之为"寒凉派"。

稍晚的张从正学习《黄帝内经》和刘河间的学说，撰写《儒门事亲》一书。他总结自己长期的临床经验，提出"病由邪生，攻邪已病"的观点。他认为人体得病都是邪气侵犯的结果，病非人身素有之，或自外而入，或由内而生，皆邪气也。因而治疗当施以攻法，以速去其邪为首要，邪去则元气自复。他分析攻邪已病的机制，提出"邪之中人，轻则传久而自尽，颇甚则传久而难已，更甚则暴死"。若先固其元气，以补剂补之，真气未胜，而邪气则交驰横鹜，而不可制。所以反复强调"先治其实，后治其虚"。他的主要治疗方法是汗、吐、下三种方法。他强调"治病者重在驱邪，邪去则正安，不可畏攻而养病"。从而以"攻邪论"著称。他被后世称为"攻下派"。

再晚的李东垣继承发挥《黄帝内经》"有胃气则生，无胃气则死"的观点，提出"内伤脾胃，百病由生"的学术观点。他认为元气是人生之本，脾胃是气血生化之源，不仅元气乃先身生之精气也，非胃气不能滋之，而且人身其他诸气都由胃气所生。因此脾胃伤则元气伤，元气衰则疾病所由生。由于中医把脾胃归属于土，从而把土为万物之观点引入更广泛的范畴，被后世称为"补土派"。他在治疗上注重温补脾胃，益气升阳。尤其对中气不足所致的"阴火证"，创立"甘温除热"的治疗法。他创制补中益气汤、调中益气汤等代表方剂。李东垣创立的"脾胃论"被誉为"医之王道"，对后世医家产生很大的影响，成为中医理论体系中的一个重要内容。

一个世纪后的朱丹溪学习刘河间的"火热论"和李

东垣的"阴火论"，研究提出了"相火论"。他认为当相火正常运行时，成为人体生理功能和生命活动的根本。但相火异常运行，则又可以成为疾病发生、病机逆转乃至死亡的主要原因。他认为情志过极，色欲无度，饮食厚味会造成相火妄动，会"煎熬真阴，阴虚则病，阴绝则死"。他认为"阳有余而阴不足"，这是人体致病的原因，也是早衰的重要原因。他把养阴抑阳作为贯穿人生从小到老全过程的摄生原则。如幼年不宜过于饱暖，以护阴气。青年当晚婚，以等阴气成长。婚后当节制房事，以摄护阴精。还要求人们怡养寡欲以聚存阴精。提倡茹淡节食，反对膏粱厚味，保护脾胃以养阴气，对却病延年具有重要意义。他创制滋阴降火的方剂。他被后世称为"滋阴派"。

刘河间、张从正、李东垣、朱丹溪被后世誉为"金元四大家"。他们在继承总结前人经验和成就的基础上，不被经典和古人所限制，大胆地结合自己的临床实践，提出了独创性的理论。他们在自己的研究领域作出莫大的努力，取得非凡的成就，极大发展了这个领域的中医理论。经过长期临床实践的检验，终于被后人认可。他们标新立异，开创中医学术讨论，相互争鸣，形成了不同的学术流派，从而推动了中医理论的发展。

又如中医对肾的论述，始于周秦，特别是直到金元时代，对肾的认识还不统一。《难经》有左肾右命门的观点，但是以后就不再提起。到宋金元时代才有人提及。直到明代才有了认真的讨论。明代虞抟写的《医学正传》反对左肾右命门的观点，认为两肾总属于命门。但是此说附和者不多。张景岳盛赞薛己之补阴补阳之妙，提出肾精室，中有阴阳，将肾与命门合而为一，成立了命门学说，他对命门的作用特别重视，说："所谓真阴之用者，凡水火之功缺一不可，命门之火，谓之元气，命门之水，谓之元精……此命门之水火，即十二脏之化源，故心赖之君主以明，肺赖之则治节以行，脾胃赖之济仓廪之富，肝胆赖之资谋虑之本，膀胱赖之则三焦气化，大小肠赖之则传导自分，此虽肾脏之伎巧，而实皆真阴之用。"孙一奎否定左水右火之分，但肯定两肾中间是命门，与虞抟之说相似，为原气之所在，为人生之根本，加以较多重视。薛己推崇李东垣和钱乙，重视补脾肾，但对命门与肾未有专论。赵献可否定心为君主之官的认识，认为命门是真君真主，乃一身之太极，无形可见，两肾之间是其安宅也。自明代张景岳和赵献可确定了命门真水真火（真阴真阳）以来，清代医家相沿引用，直至今日并无变更，说明数百年来在临床上已经肯定这一学说。其所以得到肯定者，亦即临床上有是证，治疗时用此药，在行之有效的基础上肯定下来的。

然而后世医家在学习继承他们的理论和经验时，有可能深入到某一方面，并在自己的临床实践中侧重于这一方面，取得某些经验。而在其他方面则研究不深，认同程度不高。于是出现以偏概全的倾向。经验是宝贵的，有一定效果的，但肯定是不全面的。

例如，在李东垣的脾胃学说形成以后，许多学者将其奉为经典，临床上强调补脾的重要性，提出补肾不如补脾的观点。而以后命门学说形成后，许多学者又将其奉为经典，临床上强调补肾的重要性，提出补脾不如补肾的观点。明代李中梓则将脾肾两脏视为人身先后天的根本。"肾何以为先天之本？盖未有此身，先有两肾，故肾为脏腑之本，十二脉之根，呼吸之本，三焦之源，而人资之以为始者也，故曰先天之本在肾。脾何以为后天之本？盖一日不食则饥，七日不食则胃肠涸绝而死。《经》云安谷则昌，绝谷则亡，胃气一败，百药难施，一有此身，必资谷气，从轻入于胃，洒陈于六腑而气至，和调于五脏而血生，而人资之以为生者也，故曰后天之本在脾。"他提出脾肾并重的观点。清代程钟龄

《医学心悟》说："脾肾两脏，皆为根本，不可偏废，古人或谓补脾不如补肾，以命门之火可以生脾也，或谓补肾不如补脾，以饮食之精，自能下注于肾也。"也是在告诫脾肾不可偏废。如果在理论上偏重于某一方的医家，其辨证论治与另一方必然有很大的不同。因为理论对辨证论治有指导作用。

中医理论认为"心主神明"。对于失眠，大多从心论治。但是近年来，全国著名老中医王翘楚从以失眠为主症及其相关疾病治疗的临床实践中，通过临床流行病学调查 4 955 例病例，发现当今失眠症患者有 $50\%\sim70\%$ 因精神心理因素（情志不悦、精神过劳、惊吓）诱发，多为肝郁阳亢、脑神受扰所致，故提出"脑主神明，肝主情志，心主血脉"的新观点，投以疏肝或平肝解郁活血安神之剂，多见良效。提示治肝实际治脑，即脑的生理病理功能紊乱，会表现出"肝"（象）的症状，治肝有效，实际为治"脑"有效，且因肝病而旁及他脏，如肝亢犯心致心悸不安，查心电图正常的患者，采用平肝活血安神之剂，亦见效较好。也能说明精神情志主宰在脑，表现于"肝"（象），并不在"心"。而心主要主血脉，脑的供血亦需要心血的供养，脑的实体和功能才会正常。

这是对中医药脏腑理论的发展。在这个新理论的指导下，辨证分型必然与原有的从心论治的辨证分型有明显的不同。

（三）辨证论治的策略不同

辨证论治的策略问题，是已故著名中医学家姜春华首先提出的。

姜春华说："一个病种在其全过程中，有初、中、末期的演变，有其一定的常型，有常型即有常规治疗，但由于患者的素质，脏器组织原有某些问题存在，或现有伴发某些问题，或有些病有异于常型，因而在临床上出现了非正常型，因此就有'同病异治'之说。前人说'知常达变'，既认识其常，又认识其变，变中有常，常中有变，可以说'辨证'也含有明确常变的主要方面，'论治'也含有正确处理常变的主要方面。"或许可以认为，对于许多疾病的常型，可以施以常规的治疗，在辨证完了，就已经十分明显，就成了辨证施治。如果辨证后发现异于常型，就需要讨论，就是要"论治"。

姜春华说："辨证论治是从整体着眼，根据具体情况具体对待，却又这样灵活机动，而有预见性。也可以弈棋比喻，既要照顾全局的安排，又要考虑每一个棋子的得失，以及它对全局的影响，有时在某一个棋子上用功夫，有时却需用其他的棋子来影响或解救这个棋子的危急。这不仅对每个棋子的作用需要深刻了解，而且要了解各个棋子之间的关系，更要从通盘着眼，以取得最后的胜利。"他举下棋作为比喻，使我们很容易想到兵法上的围魏救赵的故事。中医治病也有这样的情况吗？

于是姜春华举了个例子。"张景岳《类经·论治类·治病必求于本》注引王应震之说：'见痰休治痰，见血休治血，无汗不发汗，有热莫攻热。'"如果辨证施治，则见痰治痰，见血治血，有热攻热，无汗发汗。而辨证论治就不那么简单。"有时却需用其他的棋子来影响或解救这个棋子的危急。"见到痰、血、热、无汗，不必治痰、血、热、不必发汗，而通过治疗其他方面来达到痰去、血止、汗出、热退的目的。看起来真有点好像围魏救赵的样子。似乎中医治病真是要用点计谋或策略。

姜春华说："对一切疾病，有时不作病的治疗，或结合病的治疗而采用寒热疗法，在矫正或调整人体之下，疾病亦得到好转，甚至在存亡之际能予以扭转。"他告诉我们，中医有时候能够做到不治病而是先去调整人体体质的寒热虚实，从而使疾病痊愈。这也是在告诉我们，不止血而血止，是能够做到的。中医在面对疾病的时候，选择止血或不止血，存在一个策略问题，所以要"论治"。

人们常说，"中医是治本的"。这话没错。姜春华告诉我们"治疗从原则说，总以治本为主，但临床上有时治标，有时治本，有时标本同治，这是处理矛盾时的灵活手段。"这反映出即便在"治病求本"这样的基本问题上，还是要讲策略的。

有的时候，辨证施治是行不通的，姜春华又举了个例子。在病情十分危急的时候，短时间内难以进行仔细的辨证，一时虚实难分，怎么办呢？明代著名医家张景岳提出了一个不得已的应对策略："实而误补，固必增邪，犹可解救，其祸小；虚而误攻，真气忽去，莫可挽回，其祸大。此虚实之缓急，不可不察。"意思是说，在无法辨清楚是虚证还是实证的情况下，辨证施治就无能为力，如果用补药，用对了自然是好事，用错了还可解救，但是如果用攻药，要是用错了，就会造成无可挽回的后果。显然，这并不算是治病的具体治疗方法，而是一种应对的策略。辨证不明，有可能会招致祸害。但是这又是不得已而为之的策略。在可能的祸害中选其小者。这是在病情危急、虚实难分时的临时应对策略。

　　由此可见，治病策略问题，是客观存在的。而且不是个小问题。姜春华说："医生最容易犯先入为主的毛病。如有的医生对于自己用了几次有效的方法或药物，采取偏爱的态度。如有的医生于使用了补中益气汤几次见效后，见到头晕目眩，行动少气，就都认为中气不足，阳气不升，用补中益气汤。由于中医治病是按具体情况来作出措施，十分灵活，于是容易产生治疗上的特殊风格。待学派形成以后，就不免有偏，就不免夸张其说，这在古代医书中并不少见，金元的刘、张、李、朱四家就是最明显的例子。"在这里姜春华提出了一个十分严肃的问题。他指出治病策略的不同，导致了存在于中医界数千年的学派、流派的问题。"由于中医治病是按具体情况来作出措施，十分灵活"，并不像辨证施治那样简单，每个医生可根据自己的经验和习惯采用不同的治病策略，"于是容易产生治疗上的特殊风格。"当这种"特殊风格"影响了一批人的时候，就形成学派，或者说是流派。这种特殊风格，固然是经验所得。但是一味强调自己的经验，排斥他人的经验，就"不免有偏，就不免夸张其说"。"金元的刘、张、李、朱四家就是最明显的例子。"金代和元朝时代有刘完素、张子和、李东垣、朱丹溪四大家，分别形成寒凉派、攻邪派、补脾派、滋阴派。如果从辨证施治的角度来看，不同派别的医家在治病时会有不同的辨证施治的标准，通常所说的辨证施治，不可避免会带上派别的色彩。

中医认为产生疾病无非两个要素，即邪气与正气。因此，治病的策略从大的方面来讲，主要有扶正以驱邪和驱邪以扶正两种策略。姜春华从这两种策略出发，把中医分为两派，"徐氏（洄溪）之说以邪为本，驱邪为急，与张子和、吴又可诸人见解相同，专重驱邪是一偏之见，而薛立斋、张景岳诸人崇《内经》之说，以补法祛邪亦是一偏之见"。清代医家徐洄溪，明代医家吴又可，元代医家张子和主张祛邪为急，擅长攻法。而明代医家薛立斋、张景岳主张扶正祛邪，擅长补法。他们治病的策略不同，本来并无可厚非。但是如果固执一种治病的策略，而不根据实际情况来采用其他策略治病，就属于偏。姜春华关于"辨证施治"与"辨证论治"的讨论，尽管已提出 20 多年，对这个说法，未见有人反对，但事实上许多人并不清楚"辨证施治"与"辨证论治"究竟有多大的区别。时至今日，不少学者在著作中还是漫不经心地写下"辨证施治"的字样。而姜春华本人，不但在理论上倡导这个说法，而且在临床上实践了这个说法。如对于温病，叶天士采用"卫之后方言气，营之后方言血"的治疗策略。而姜春华则采用"截断扭转"的治疗策略。

另外，在治疗上选择猛药与选择和缓的药也是两种不同的策略。如曹颖甫主张用猛药。他认为医生的责任是尽快尽力治病，所以必须用猛药。而丁甘仁则主张用和缓的药。

曹颖甫在《丁甘仁医案》的序中，表达了他的学术风格与医德思想。他说："医虽小道，为病家生命所托，缓急死生，间不容发，何处可用术者？"间不容发，比喻事物精密，或事机危急。他的意思是，病家把他的生命托付给了医生，医生掌握着患者的生死和健康。人体的构造是精密的，医生必须认真对待。人患了病，是紧迫的事，医生必须尽快尽力救治，其余一切都是不必要考虑的。如同孙思邈《大医精诚》所言："一心赴救，无作功夫形迹之心，如此可为苍生大医。"曹氏的意思也就是，医生要全心全意救助患者，排除一切私心杂念。这既是医德问题，也是医学的根本目的的问题。

序中说，曹氏自己历来不同意丁甘仁所说的"道无术不行"，医生不是江湖术士。但丁氏则举卞和献璞、雍门子献琴的典故，说明即便是宝物，也要先让人相信，然后才会被接受。"况在死生存亡之顷，欲求速效，授以猛剂，则病家畏；素不相习，漫推心腹，则病家疑；疑与畏交相阻，虽有上工良剂，终以弃置不用。"对此，丁氏的办法是以用药和缓为"术"。序中说，其实丁氏是主张用重药的。"自金元四家而后，各执仲景一偏，以相抵牾，异说蜂起，统系亡失，叶薛以来，几于奄忽不振。先生愀然忧之，每当诊治，规定六经纲要，辄思求合于古。"说明丁氏也主张用仲景的重药。但是丁氏又说，"闻古之善医者，曰和曰缓，和则无猛峻之剂，缓则无急切之功。凡所以免人疑畏而坚人信心者，于是乎在，此和缓之所以名，即和缓之所以为术乎。"显然，丁氏将用药和缓看作不过是消除患者疑畏的"术"。为了消除患者疑畏，丁氏就采取重药轻投的办法，就是运用仲景的方剂，但减少其剂量。但是其后果就是疗效较差。"虽剂量过轻，于重症间有不应，甚或连进五六剂，才得小效，此即先生之道与术。"丁氏看重"术"，反映了他十分重视患者的心理状态。药物是外因，要通过内因起作用，患者心理确实不容忽视。即便如此，曹氏还是不以为然。

　　丁氏用药和缓，采用"重药轻投"的方法。而其前辈费伯雄也主张用药和缓，他采用的却是"轻药重投"，这又是另一种治病的策略。

在晚清孟河四家之一费伯雄的著作《医醇賸义·重药轻投辨》中，讲到咸丰年间，无锡有一顾姓男子，患中脘不舒，饮食减少。其脉，左关甚弦，右部略沉细。费氏认为不过是肝气太强，脾胃受制而已。拿出以前医生开的处方，居然是承气汤，芒硝、大黄各七八分，厚朴、枳实各五六分，还说是宗仲景法，重药轻投。但病并没有治好。费氏觉得这个医生太古怪了。他另开处了他自制的抑木和中汤，蒺藜四钱，郁金二钱，青皮一钱，广皮一钱，茅术一钱（炒），厚朴一钱，当归二钱，茯苓二钱，白术一钱，木香五分，砂仁一钱，佛手五分，白檀香五分。3剂而愈。

费氏感叹地说：承气汤，是治疗危重大病的。这种脾胃不和之小恙，而用此重药，反而会出问题。揣测前医之意，不过因为身负重名，若用寻常方法，不见出色，故小题大做，以自眩其奇，又怕药力太猛，故将重药减轻，用如不用，免得立见败坏，以巧为藏身耳。"殊不知，重药既可轻投，何不轻药重投，岂不更为妥当乎。"

其实，上述医案中，虽然用轻药，剂量并不重，且能取效。在《医醇賸义》全书中，也并无用药过重之处。只是费氏的论述，为后学临证用药指出了一种策略。

费氏主张"轻药重投"与他主张"用药和缓"有关。

他说："秦有良医，曰和曰缓。"起名医和医缓的缘由，是"疾病常有，怪病罕逢，唯能知常，方能知变，故于命名之日，早以和缓自任与。"具体而言，"不足者补之，以复其正，有余者去之，以归于平，是即和法也，缓治也。毒药治病去其五，良药治病去其七，亦即和法也，缓治也。"

费氏断定："天下无神奇之法，只有平淡之法，平淡之极，乃为神奇。否则眩异标新，用违其度，欲求近效，反速危亡，不和不缓故也。""轻药重投"或许是实现其"平淡之极，乃为神奇"的理想途径。

丁氏和费氏，就其所论之处，都各有其道理。费氏反对重药轻投，主张轻药重投，为的是力求稳妥，避免重药的药力过度，产生副作用，其宗旨实为照顾正气，让患者愈出自然。但其前提必须是不太严重的疾病，否则遇到危急重症，仍恐耽误病情。丁氏"在生死存亡之顷"重药轻投，为的是避免患者对重药的疑畏，坚定其对医生的信心，使治疗过程得以顺利完成。其前提也须是病情允许这样做。

现在的问题是，如果面对疑难病、急重病，首先要考虑的不是和缓、平淡，而是如何提高中医的疗效。而目前盛行的温病学派，似乎有害怕矫枉过正，用药过于轻淡，反而无法控制病情的弊端。章次公说："当今之世，薛叶学说盛行，胆小如鼠。""今之俗医以伤寒温病，截然两途，遇有葛根主治之症，偏以葛根性能升发，舍之不用，而用吴鞠通之银翘散、桑菊饮，病轻者幸能为力，重者必火势燎原而后已。""徒取于叶天士轻描淡写之剂，敷衍伤寒之笃病，以防变为卸责地，是又庸医之素行。"

为了要尽快地治好疾病，就要用猛剂。曹颖甫说："在死生存亡之顷，欲求速效，授以猛剂。"他认为"和则无猛峻之剂，缓则无急切之功"。这里说的猛剂，包括药物的峻猛，也包括剂量的重用。"予之用大量，实由渐逐加而来，非敢以人命为儿戏也。夫轻剂愈疾也缓，重量愈病也迅。医者以愈病为职者也，然则予之用重量，又岂得已也哉。"

曹氏所看重的猛剂，主要是仲景方药。他说："自金元四家以而后，各执仲景一偏，以相抵牾，异说蜂起，统系亡失，叶薛以来几于奄忽不振。"曹氏认为，由于作用峻猛，一些仲景方药被时医丢弃不用。为了更好地治病救人，必须着力研究运用仲景方药。"用经方取效者，十常八九。"

曹氏性格耿直，"予率性婞（倔强固执）直，宁终抱卞和之璞，雍门之琴，以等真赏，于先生遗说，背负良多。"对于丁氏所说的道与术的关系，他并不认同。因为减轻剂量，会导致无效或效果减慢，对患者不利。而曹氏为了尽快治好疾病，有利于患者，宁可自己承受患者对他的误解，承担治疗产生副作用的责任。正如学生所说："先生之临险证也，明知其难治，犹必殚精竭虑，为之立方而后安。曰：'毋有方而不用，宁不效而受谤。'"

曹氏说：医生为了履行职责，尽力救治患者，运用重剂，是不得已的事。"夫轻剂愈疾也缓，重量愈病也迅。医者以愈病为职者也，然则予之用重量，又岂得已也哉。"当然，重量须有度。如何掌握度，要在实践中反复摸索。"予之用大量，实由渐逐加而来，非敢以人命为儿戏也。"

以麻黄汤为例。麻黄是辛温发散的良药。但近代人们大多认为其发汗猛烈，容易导致亡阳，运用时过于谨慎。曹氏说：麻黄汤能"令肺气外通，则诸恙不治自愈"。其中"麻黄用量万不可少轻……时医但用二三分，加蜜炙，故无济。"并指出："予遇恶寒甚者，轻者二三钱，重者四五钱，甚或一剂不愈，连服二剂者，一年中类此者常百数十证，迄未见亡阳之变。"如果麻黄用四五钱，又连服 2 剂，剂量确实很重。但是时医用之无效的原因，就是剂量太小。他的经验非常值得研究。

在小青龙汤中讲到新病用轻剂，久病用重剂。"予近日治丁姓妇十年痰饮，遇寒即剧，日晡所恶寒而喘，亦用此方。方用麻黄三钱，细辛二钱，干姜三钱，白术三钱，半夏三钱，桂枝四钱。服经二剂，咳喘略减，而无汗恶寒如故。再加麻黄二钱，合五钱，细辛加一钱，合三钱，外加杏仁四钱，炮附子四钱，效否待明日方知。然则姜生治张君，两用轻剂而即效者，实由本年新病，不同宿疾之未易奏功也。"宿疾之未易奏功，用轻剂恐怕不效，必须加重麻黄剂量。这也说明剂量与疗效有密切的关联。

（四）辨证分类的看法不同

在辨病论治与辨证论治相结合的临床实践中，对某一疾病有效的治疗方法，经过反复的实践验证，总结上升为规范。有的经过理论上的分析论证，也可形成暂时的规范。如教材上的疾病的辨证分型，各种标准等。这些规范作为医疗应用的标准化，以利于在大范围内推广应用和规范化的管理是必要的。如清代的《医宗金鉴》就是清政府制订的规范。这是对长期临床经验的总结升华。长期以来，成为后学者学习应用的样本和范例。这是有重要意义的。但是，临床实践在向前发展，新的经验总结，会冲破了原有的规范，中医科学是不断向前发展的，当旧的实践经验被新的实践经验所取代，旧的规范就被突破，新的规范会诞生，这就是医学发展的表现形式。不变是相对的，变是绝对的。

20 世纪 50 年代对于"乙脑"的治疗就是一个例子。1954 年，河北省石家庄市暴发"乙脑"，采用白虎汤为基础方加味治疗，辅以西医急救措施，取得显著疗效。于是，似乎用白虎汤治疗"乙脑"成了规范。但是到了 1956 年，北京"乙脑"流行，开始亦以白虎汤为基础方治疗，疗效却不佳。这说明当时存在以一个中医有效方剂对应一个西医病的思想。尽管这个方剂曾经是有效的，但不符合中医传统的辨证论治的精神。这给人造成中医不可重复的印象。当时，卫生部中医研究院脑炎工作组著名专家蒲辅周指出了疗效不佳的症结所在。那年气候湿热，治疗时应针对湿热，采用清热燥湿的治疗方法，遂以白虎加苍术汤为主，用于临床，疗效甚佳。至此，中医"同病异治"的精髓得到充分的彰显，因人、因时、因地制宜精神得到酣畅展现。"辨证论治"特色大放异彩，成为中医诊治的灵魂。从此，中医界开始强调，临床必须遵循"辨证论治"，不能按照"一病一方"的思路机械套用。同时，白虎加苍术汤也成了新的规范。

其实，教科书的辨证分型固定化，尽管有其必要性，但其实是不完全符合临床实际情况的。从疾病的角度看，疾病不同的发展阶段可以有不同的辨证。根据疾病的发生地点、时间、患者的体质等因素，都要因时、因地、因人进行辨证。固定的分型只是提示了几种大体的辨证方向，不可能包括所有的辨证情况。教科书的辨证分型不可能面面俱到，把各种可能的证型都列出来。历史的经验证明，分型过细反而不容易被学习者接受和掌握。但是分型过简则容易遗漏。以黄疸为例。宋代《圣济总录》有九疸三十六黄之分，凡有黄疸症状的疾病均包括在内。虽然十分全面，但很难学习掌握。元代以后的学者，在总结前人经验的基础上，从临床实践出发，对黄疸的分类，多主张舍繁从简。如《丹溪心法·疸》说"疸不用分其五"。罗天益《卫生宝鉴·发黄》将黄疸分为阴黄、阳黄两大类。《景岳全书·黄疸》明确指出："黄疸一证，古人多言为湿热，及时有五疸之分者，皆未足以尽之。而不知黄之大要有四，曰阳黄，曰阴黄，曰表邪发黄，曰胆黄也。"以后清代的沈金鳌又提出了天行疫疠所致的瘟黄。教科书的分型只是择其大要，供学者参考，绝不能完全照搬。所以，中医学生学了书本上的分型未必能马上用到临床上去，还要跟老师在临床上实践一段时间，才能独立应诊治疗疾病。

（五）对疾病病因的认识不同

如中风病，唐宋时代以前，多以"内虚邪中"立论。这一时期的医家多认为中风是外风。当人体气血亏损，脉络空虚，卫外不固时，招致风邪入中脉络，突然出现中风病。至金元时代，许多医家对外风入侵的理论提出了不同的看法。如刘河间提出"心火暴盛"的观点，李东垣认为"正气自虚"，朱丹溪则以"湿痰生热"所致。各家立论虽不同，但都偏重内在因素，这是中风病因学的重大转折。与此同时，王履提出："因于风者，真中风也。因于火、因于气、因于湿者，类中风而非中风也。"他还强调："中风者，非外来风邪，乃本气病也，凡人年逾四旬气衰之际，或因忧喜忿怒伤其气者，多有此疾，壮岁之时无有也，若肥盛则间有之。"进一步说明中风是由于人体自身的病变所致，患者年龄多在 40 岁以上，情绪激动常为发病诱因，这对中风病因学无疑是一大贡献。明代张景岳指出："凡此病者，多以素不能慎，

85

或七情内伤，或酒色过度，先伤五脏之真阴。"其病机是"阴亏于前，而阳损于后，阴陷于下，而阳泛于上，以致阴阳相失，精气不交，所以忽而昏聩，卒然仆倒"。王肯堂十分重视饮食习惯和营养成分与中风发病的关系。指出："久食膏粱厚味，肥甘之品，损伤心脾。"叶天士综合各家学说，结合自己的临床体验，进一步阐明了"精血衰耗，水不涵木，木少滋养，故肝阳偏亢"，导致内风旋动，是发病机制。王清任《医林改错》指出："中风半身不遂，偏身麻木，是气虚血瘀而成。"以上诸家分别从火、气、痰、湿、瘀各方面论述了中风的病因。

86　　　综上所述，同一患者，不同医生的辨证论治不同，这个现象是客观存在的，是在长期的历史过程中自然形成的。这说明中医药是一个伟大的宝库，蕴藏着极其丰富的自然资源，能够用于治疗疾病的具有药物作用的植物、动物、矿物成千上万，这也反映了中药的多样性。因此，不同的医家接触的药物不同，形成各种宝贵的临床经验，而且这些经验还在不断积累的过程中。这也说明从古到今进行临床医疗探索的医家难计其数，他们从各自的角度进行探索，并且把各自的实践经验上升为理论，从而形成各种不同的学说、不同的流派，而且师徒相传，处在不断发展过程中。中医是古代自然哲学，是哲学和医学的结合体，必然要经历医学成分增加和哲学成分减少的过程。中医是古代科学，必然走向现代化。从古到今，各个医家的经验和学说是极其宝贵的，但也是不全面的，有一定疗效，也不完全有效。辨证论治和辨病论治相结合，促进了双方的发展。各家的经验和学说通过对比研究，可以优胜劣汰，取长补短，形成规范。更重要的是可以在病中求证，证中求病，促进辨证论治的不断发展，不断规范化。

七、辨证论治概念的确立

《黄帝内经》孕育了辨证论治的思想，《伤寒杂病论》首先建立了六经辨证论治的体系。千百年来，各个时期的医家实践着辨证论治，而且各种辨证论治的体系或方法如脏腑辨证、卫气营血辨证等陆续建立。与此同时，不少医家试图用简单明了的词语来概括这种实践活动。

金元时期的著名医家朱丹溪的门人采集《丹溪心法》等著作的精华，继承总结朱丹溪临床经验而编写的《脉因症治》一书，将中医临床治病方法概括为"脉因症治"。明代医家周之干撰《慎斋遗书》，对此有"辨证施治"的提法。明代著名医家张景岳《景岳全书·传忠录》有"诊病施治"的说法。清代著名医家徐大椿所撰《伤寒类方》则有"见症施治"之称。清代章虚谷在《医门棒喝·论景岳书》中，最早提出"辨证论治"一词。但这些提法并没有在中医界形成共识。

近代西医传入中国以后，随着中西医界认识分歧日益扩大，从而引发中西医的大论争。中医界众多人士从多个不同方面伸张中医治疗疾病的特点和优势。由此认为中西医治病的方法不同，而且各有长短。一般民众切身体验两种医学以后，认为西医西药治标，见效快而不治本。中医中药治本，见效慢而能"去根"。但直到中华人民共和国成立之前，终究无人明确提出什么是中医临床治疗疾病的主要手段或方法。

1955 年 2 月，中医理论大家任应秋撰写《伟大的祖国医学的成就》提出："祖国医学几千年来在临床治疗上能够解决问题，主要就是由于'辨证论治'治疗体系的建立。"此文一经刊出，立即得到中医学界广泛的拥护和响应。当时的临床大家秦伯未撰写《中医"辨证论治"概说》，认为"'辨证论治'是中医普遍应用的一个诊疗规律，从认识证候到给予恰当治疗，包含着完整的极丰富的知识和经验"。

从此，"辨证论治"作为中医固定的术语出现了，并

于 1974 年写入教科书《中医学基础》:"辨证论治之所
以是祖国医学的一个特点,是因为它既不同于一般的
'对症治疗',也不同于现代医学的'辨病治疗'。一个
病的不同阶段,可出现不同的证候,不同的疾病在其发
展过程中可能出现同样的证候。因此,同一疾病不同
证候,治疗方法就不同,而不同疾病只要证候相同,运
用同一治疗方法,可能取得很好效果。由此可见,'辨
证'的证,是疾病的病因、部位、性质,以及致病因素和
抗病能力相互斗争情况的概括。"这标志着"辨证论治"
被认为是最具有特点的学术精髓、治病原则和技术规
范,支配着中医临床实践的全过程。

　　一个世纪前的中西医大论争,随着中华人民共和
国的成立而有了结论。全面否定中医的企图被遏制
了。然而一个世纪后的今天,仍有人企图通过否定中
医脉诊进而全面否定中医,这只能说是对于历史、对于
中医的无知。

第四章 辨证和辨病相结合

一、中医辨证论治和西医辨病论治

在人类历史上，早先人们崇拜自然。早期原始人逐渐认识了一些自然现象，但对周围的许多自然现象无法理解，感受到了自然的威力，但无法抵抗自然现象的侵害，对自然灾害无法抗拒，所以感到恐惧，只能顺从自然，于是对自然物产生崇拜。随着生产水平和认识水平的提高，在生产和生活实践中，人们渐渐对自然现象有所认识，于是对人类最具有影响的自然物产生崇拜，如日、月、星辰、土地、山河、风雷、雨、火等成为自然崇拜的对象。

当人类仍然摆脱不了自然的威胁时，便求助于超自然的神灵来保护自己。除了求助于自己的长辈保佑之外，还有一种假设的祖先——图腾。在自然崇拜的基础上，又产生图腾崇拜。后来，人们又幻想在人的世界之外，还有一个鬼的世界，认为这个世界能给人祸福。这样对祖先的崇拜和灵魂不灭的想象相联系，产生祖先的灵魂不灭的想象，这便是人类最早的宗教迷信和鬼神观念。到了原始社会末期，随着社会的初步分工，出现了沟通人和鬼神的人，就是巫。能治病的巫，成为巫医。巫医以祈祷、祝由来治病。还吸收人类与疾病斗争中获得的医疗知识，随着生产力和科学的发展，医学最终摆脱巫而成为一门独立的学科而发展起来。

巫和巫医是每一个民族发展到一定历史阶段的产物。我国古代文献如《管子》《论语》《山海经》都记载了巫和巫医。殷商甲骨文记载了巫医治疗疾病的情况。现代我国少数民族地区还有巫医。巫医用迷信活动治病，对轻微疾病有一定疗效，其实是靠人体的自身抵抗力。对一些深信鬼神的人来讲，可能具有心理暗示的作用。此外，他们也吸收了一些治疗疾病的经验，一些有效的药物及推拿和砭石等治疗方法。

进入奴隶社会，出现了宇宙间至高无上的神，即天帝。奴隶主贵族阶级为了维护自己的统治，便利用神学欺骗人民。"有夏服天命"（《尚书》），意思是夏朝是按上天的意志行事的。"帝立子生商"（《诗经》），意思是商朝的统治者是上帝的儿子，是上帝的代言人。

到了春秋时期，人们在生产实践和社会变革中，对天命鬼神的观点产生动摇，与天命思想背道而驰的同时，产生了一些具有朴素唯物主义和辩证法思想的因素，即五行学说和阴阳八卦。五行是生活中常见的不可缺少的物质。人们在生产和生活实践中认识到，水、火、木、金、土这 5 种物质基本元素是一切生活资料的来源，都应当为人所利用。在这 5 种元素中，土最受尊重，因为土是万物之母。这种思想，是古人从构成万物的物质材料上，对世界作出的一种纯朴归纳。"天生五材，民并用之，废一不可。"（《左传》）这是一种朴素的唯物主义观点。

西周时代成书的《易经》，用阴阳八卦，以 8 种不同的自然现象即天、地、雷、火、风、泽、山、水的相互作用来说明万物的形成和变化，而其中天、地意味着两种对立的性能，即阴、阳，而万物的形成与变化归根到底是由阴、阳两种基本对立的势力所决定的，"一阴一阳之谓道"。这些认识对当时的反对天命思想有深刻的影响，使人们认识到，不存在超自然的天命和鬼神，自然界是客观存在的，其异常现象是自然界阴阳失调引起的，这对突破宗教的束缚是有力的推动。在西周晚期，已经出现阴阳的观念。人们观察日月星云、风雨阴晴、四时寒暖，发现自然界的一切变化、人类的繁衍，都离不开两种既对立又统一的因素的交互作用。于是人们用阴阳两气来解释万事万物的生长繁育，认为如果两气谐调运行，配合有致，就会风调雨顺，国泰民安，否则会出现灾殃。公元前 779 年，发生大地震，周大夫伯阳父说，地震是由阴阳两气秩序混乱，各自失去应有的位置造成的。公元前 645 年，天降陨石，这种罕见的现象引起一些人的恐慌，以为与人事凶吉有关。周内史叔兴用阴阳来说明一切自然变化，包括一时莫解的奇怪事物，指出与人的言行祸福无关，有力打击了宗教迷信。公元前 540 年，秦国著名医生，名叫医和，说："天有六气……曰阴、阳、风、雨、晦、明也……阴淫寒疾，阳淫热疾，风淫末疾，晦淫惑疾，明淫心疾。"意思是天空中有六种气，阴阳是其中两种，每一种气如果过度，就会引起相应的病灾，这是我国最早的病因理论之一。医和用医学原理和自然知识解释疾病的原因，否定了鬼神致病的谬论，推动了医学的发展。

人类在前期与疾病斗争的过程中，积累了较多的医药卫生知识，同时，又因为原始宗教的影响，在相当长时间里，医学受到宗教思想的阻碍。到了奴隶社会的后期，在朴素唯物主义和辩证法思想的影响下，医学逐步摆脱了宗教的羁绊。

医学是应用科学，往往会吸收同时代的科学技术的成果为自己所用。而古代的科学是以自然哲学形态

96

存在。中医在吸收何种哲学的选择上，必然要倾向于与医疗实践更为接近的哲学。所以在《黄帝内经》中主要体现的是"形神合一"。《素问·五藏别论》说："拘于鬼神者，不可与言至德。恶于针石者，不可与言至巧。病不许治者，病必不治，治则无功矣。"古代医家并没有去讨论鬼神有无的哲学问题。对于医生而言，主要着眼于运用医学理论和医疗技术治病救人，要想在实践中取得成功，必须尊重客观规律。拘于鬼神者，必然不能客观地认识疾病，不能认识客观规律，很难配合医生治疗疾病。当然，一个医生如果拘于鬼神，也就成了巫医，成不了医生。

这种不拘于鬼神的观点还贯穿于临床实践，如《灵枢·贼风》："其毋所遇邪气，又毋怵惕之所志，卒然而病者，其故何也？唯有因鬼神之事乎？岐伯曰：此亦有故邪留而未发，因而志有所恶，及有所慕，血气内乱，两气相搏，其所从来者微，视之不见，听之不闻，故似鬼神。黄帝曰：其祝而已者，其故何也？岐伯曰：先巫者，因知百病之胜，先知其病之所从生者，可祝而已也。"意思是既没有感受六淫外邪，又未受七情内伤，无缘无故生病者，又未经针石药物治疗，仅仅经祝由就治愈了，的确容易使人怀疑有鬼神作祟。但古代医家仍坚持从无神论角度，根据事实加以解释。他们认为以前的邪留于体内，因情志不舒，引起气血内乱而患病。病情初起轻微，看不见，听不见，所以像鬼神一样。而巫医掌握了一定的治疗疾病的方法，又首先了解了疾病发生的原因，所以再用祝由方法就能治愈疾病。在医疗实践中，一些无法解释的现象，往往会使人联想到鬼神。当这些现象得到圆满的解释后，就不必再联想鬼神了。随着医疗实践的丰富发展，朴素唯物主义和辩证法思想与中医的联系更加紧密。

中医学是中国传统文化的重要组成部分，中国古代哲学与中医学之间存在着互动对流的关系。中国古代哲学为中医学理论的形成奠定了世界观和方法论基础，而中医学理论的形成和发展又丰富和发展了中国古代哲学。自然科学还处在奠基和形成阶段，都会自觉或不自觉接受某种哲学的引领，中医学在其形成和发展过程中，不断吸取当时的哲学成就，用当时盛行的哲学思想如精气神、阴阳、五行等来说明关于生命、健康、疾病等一系列医学问题，构建中医学的理论体系。

与西医相比，中医着重精气一元论，强调天人合一，西医重原子论，强调征服自然。中医重视脏象整体、恒动、功能，西医重视脏器和细胞组织分析，强调局部、静态、结构。中医讲究四诊合参，辨证论治，西医发展科学仪器，辨病论治。中医擅长司外揣内、功能观察、辨证逻辑、定性分析，西医注重解剖分析、实验事实、形式逻辑、定量分析。中医是传统医学，处于宏观层次。西医深入到细胞、分子及量子水平。中医、西医的研究对象都是人，只不过研究的方法和角度不同。

西方古代医学史，公元前 6 世纪至公元前 4 世纪，有希腊希波克拉底学派，主张四元素学说，以自然界的 4 种元素即地、水、风、火，形成 4 种元质即干、湿、寒、暖。在人体则形成 4 种元液即黑胆汁、黄胆汁、黏液、血液，他们也认为当四元素、四元质、四元液之间的成分和力量协调，则人体健康，反之，不协调则生病。到了公元前 3 世纪至公元前 1 世纪的亚历山大时代，有了解剖学，出现埃拉西斯特拉特学派，他们沿袭了古代精气学说。纪元后的罗马有盖伦学派，把解剖学和生理学应用于医学理论。但其理论仍沿用四元素学说和精气学说。公元 476 年，西罗马灭亡，西方经历千年之久的中世纪黑暗时代。医学成了宗教的奴仆，停滞不前。文艺复兴以后，解剖学、生理学有了较大进展，但医学临床仍然停留在经验范围，理论上并无突破。治疗上以诱导或帮助所谓自然治愈力为治疗宗旨。直到

19 世纪以后，伴随着近代科学的蓬勃发展，近代医学才发展形成如今的医学体系。

恩格斯说："在希腊人那里，正因为他们还没有进步到对自然界的解剖、分析，自然界还被当作一个整体而从总的方面来观察。自然现象的总联系还没有在细节方面得到证明，这种联系对希腊人来说，是直接观察的结果。这里就存在着希腊哲学的缺陷，由于这些缺陷，它在以后就必须屈服于另一种观点。但是在这里，也存在着它胜过它以后的一切形而上学敌手的优点。如果说，在细节上形而上学比希腊人要正确些，那么，总的来说希腊人就比形而上学要正确些。"（《马克思恩格斯选集》第 3 卷，468 页）恩格斯的评议也适用于古代西方医学。

中医是我国古代发展起来的医学，与恩格斯所论述的古代希腊人的情况和古代西方医学非常相似。古代的社会生产和分工还很不发达，文化科学的发展，还没有达到要对自然界采取解剖成各个部分进行分析研究的阶段，人们往往从自然的总体上，直观观察事物间的相互联系和过程，因而使中医对自然和人体生理病理也较易从直观上了解事物的整体，看到事物的相互联系、矛盾对立统一和发展变化。

　　西方医学从 16 世纪开始，维萨里采用人体解剖方法，把人体分解成各个部分，分别进行观察研究，他的著作《人体之构造》打破了生命由神创造的宗教迷信，宣告了近代医学的兴起。以后，随着自然科学和技术的发展，如显微镜的发明等，科学家对人体按其各种各样的解剖形态进行深入的观察研究，有力地推动了医学的进展。恩格斯指出："把自然界分解为各个部分，把自然界的各种过程和事物分成一定的门类，对有机体的内部按多种多样的解剖形态进行研究，这是最近 400 年来认识自然界方面获得的巨大进展的基本条件。但是，这种做法也给我们留下了一种习惯：把自然界的事物和过程孤立起来，撇开广泛的总的联系去进行考察。因此就不是把它们看作运动的东西，而是看作静止的东西；不是看作本质上变化着的东西，而是看作永恒不变的东西；不是看作活的东西，而是看作死的东西。这种考察事物的方法被培根和洛克从自然科学中移到哲学中以后，就是造成了最近几个世纪所特有的局限性，即形而上学的思维方式。"（《马克思恩格斯选集》第 3 卷，60～61 页）

　　随着科学的发展，19 世纪后半叶，科学从局部研究进一步发展，人们日益认识到机体局部与整体的联系。

这使西医学不能仅仅以研究一个个器官、系统或一个个病变为满足，而必须过渡到研究机体的变化发展过程，研究机体的内外整体联系，研究生态群体与个体之间的关系。如近代神经生理、病理、内分泌学的发展，阐明了神经体液对于整体联系适应和代偿的调节机制。免疫学的发展，阐明了病原体与机体免疫机制之间的互相联系和制约的关系。这一切都说明整体与局部息息相关。这样，自然科学也开始自发地从形而上学复归到辩证思维。

晚近科学研究表明，现代科学的发展，已使从文艺复兴以来用分析方法为主的时代，过渡到现在以系统方法为主的时代。以近代医学而言，数世纪以来用解剖、分析、还原等方法，使认识层次不断深入，从个体到系统、器官、组织、细胞、分子、亚分子。精细地提示了人体生理、病理的过程和机制，建立起近代医学科学体系。一方面对于人体各个部分的研究愈深愈细，另一方面又如入于深山穷谷愈不容易看清机体的全景。近年来，神经体液学说、稳态学说、应激学说、免疫学说、受体学说等的发展，表明单纯用分析方法，不能揭示机体固有的整体性和系统性联系。需要应用辩证方法和系统方法来研究。

　　中医的理论和临床形成于古代，主要运用整体的直观的方法，未经历分析的过程，带有一定的直观性、朴素性，但同时也保留了整体系统的辩证法的思维方式。

　　中医和西医在认识疾病本质的理论上有很大的差异。西医主要从病因方面来认识疾病的性质和规律，治疗上从病因出发，运用对因治疗的方法。其他如对症治疗和支持疗法，只是作为辅助的治疗方法。如致病细菌引起的疾病，治疗上以杀灭致病细菌为主。由于病因相同，各个患者即使症状不同，治疗方法也基本相同。而中医则是辨证论治，其主要关注机体对丁病因的反应，所以，治疗主要不是针对病因，而是调整机体阴阳偏盛偏衰，恢复机体有序的正常平衡，调动机体的抗病能力，达到祛除病邪，促使疾病痊愈的目的。

　　研究证明，保持机体内部稳态，是保持健康的先决条件。面对致病菌，强壮的机体有能力调动人体抵抗力，对抗致病菌，纠正异常的机体变化，恢复内环境的平衡，也能减轻疾病的症状，缩短病程。相反，如果机体虚弱，各系统功能的储备能力不高，则机体内部的稳态会因外部干扰而破坏，机体产生异常，引起疾病。《黄帝内经》所说"正气存内，邪不可干""邪之所凑，其气必虚"，与这些观点相符合。中医的治病原则是祛邪扶正。扶正是调动机体的抗病能力和修复能力，祛邪是除去致病因素，以及一些会引起进一步致病的病理产物。

近年来的研究证明，中医的治疗方法与免疫学有关。机体的免疫功能是指当抗原物质（异体大分子物质，如细菌、病毒等）进入人体后，与机体内部相互作用产生了抗体。从而使机体保持相对平衡的稳态，抵抗各种病原体的感染，消除体内的有害物质，抑制细胞的变性。如果免疫活性过高或过低，则机体均容易形成不平衡状态，易于感染疾病或发生变态反应，及自身免疫性疾病和肿瘤。纠正免疫活性过高或过低的治疗方法是免疫疗法。中医的治疗方法，即扶正祛邪的治疗方法，与免疫疗法有相似之处。临床观察到，用中医治疗慢性气管炎和癌症，能增加巨噬细胞吞噬率，某些患者免疫球蛋白含量可升高。有的淋巴细胞转化率低下的患者，用中医治疗后，免疫指标可有所升高。免疫力升高了，抗病能力也就升高了。

又如针灸能治疗传染病，如细菌、痢疾等。其治病的原理也是通过补泄、调和，使气血阴阳平衡，提高机体抗病能力，而达到痊愈的目的。动物实验中观察到针刺后 1 小时，白细胞的吞噬作用开始增强，4 小时达到最高峰，7 小时后恢复原状。说明针刺的治疗原理是提高机体的免疫能力。

西医以解剖学、细菌学说为基础，分析研究疾病的产生原因。方法论上以打开黑箱的方法为主。治疗疾病主要是针对病因进行治疗。近代科学的巨大发展，为西医提供了有力的支持。西医通过物理学、化学、生物学、生理学、病理解剖学的检查，去寻找病因物质，如病原微生物等，以及水盐代谢、细胞变异、神经体液等功能的失调。西医往往以实验室检查和物理检查的结果为诊断的主要依据。而症状和体征仅仅作为认识疾病的初步印象。

中医采用辨证求因的方法。中医主要着眼于机体在病因作用下的反应状态。根据这些反应来追索病因，这是从结果来推测原因的方法，是不打开黑箱的研究方法。中医的病因只存在于理论上，成为症状和治法方药之间的桥梁。辨证求因，对因论治。其中关键是辨证和论治两头。病因只是联系两头之间的桥梁。如中医在遇到汗出、恶风、头痛、眩晕、抽搐、角弓反张等症状时，就认为受了风邪。这就是辨证求因。根据风邪这个病因，运用祛风方药，这就是对因论治。所以，风邪这个病因，就是联系症状和方药之间的桥梁。

中医和西医都是以人体的健康长寿、疾病的治疗为目的的科学。但是研究的角度和方法不同。这两种医学相互取长补短，有利于医学的发展。

二、中医西医是不同的医学体系

从全人类来看，医学科学只有一个，再分为临床医学、基础医学和康复医学。我国的中医和西医，只是东西方两种文化发展的历史不同，而形成了中医和西医两大医学体系。中医是我国传统文化的瑰宝，是我国劳动人民与疾病作斗争的经验总结，特别是望、闻、问、切四诊收集患者的病史，以中医的阴阳五行、"天人相应"理论指导临床，总结提升的不同证候辨证和立法处方用药，是我国医学科学工作者的一大发明，也是一大特色和优势。西方医学主要是 19 世纪以后，与现代自然科学的成果，为医学所用，形成形态学（解剖学）、生理学、病理学及微生物学、免疫学、基因学等，从而形成了现代的基础医学、临床医学和康复预防医学，它的特点是以形态学疾病诊断为基础，形成了所谓的现代医学科学，也就是它的特色和优势。中国由于历史的原因，如今有这两种医药体系存在，是一件大好事，两者各有所长，各有所短，可以互补其短，互取其长，就可以成为一种相对比较完整理想的医学科学，为全人类服务，这是当今国内外很多学者的理想。

辨证论治是中医学一大特色和优势，在临床上，西医用现代科学技术手段如 X 线、CT、核磁共振等检查诊断，但不明确的疾病还有不少，或者诊断明确却无治疗方法的情况也存在，而使西医学者深感无所用事，此时，中医在临床上，以中医理论为指导，可作出证候辨证诊断和立法处方用药，有不少所谓疑难杂病被治好了，或者临床症状改善，这种事实使很多患者愿意求治于中医。这一点，不少有经验的西医也都承认。从西医学发展的水平来看，人类对于自己疾病的认识，还是比较滞后的，更加因为自然环境和社会环境的发展，人类的疾病也在发展，医学科学也必然要发展，才能适应社会的需求，因此，继承中医临床证候辨证这一特色和优势，已成为当今中医人的一项神圣职责和任务。任何事物都是在历史的实践中不断发展的。如果安于现状，停留在现有水平上，那是一定要落后的。落后必然处于被动挨打的地位，甚至被自然淘汰。历史的经验教训值得引以为戒。如 20 世纪 20～30 年代，从袁世凯、汪精卫到国民党政府，一直都是采取消灭中医的政策，除了他们的错误政策因素之外，中医自身没有积极吸取他人之长为我所用，而是相互排斥，故步自封，也是原因之一。有些学者提出"维护中医，以保存国粹"的口号，并进行多种形式的抗争活动，这一历史事实和先辈们的抗争精神，值得后学者们深刻记取和学习，但是也要看到另外一面，就是中医理论和临床确实还存在一些问题，有待我们中医人去研究和发展，才能跟得上自然科学的发展，跟得上自然环境和社会环境的发展变化和需求。

正因为中西医两者都有自己的长处和优势，但都有不足和需要发展的地方，因此互相学习有利于双方的发展。

三、辨证论治与辨病论治相结合

中华人民共和国成立之初，医疗卫生条件非常落后。毛泽东主席指出："团结新老中西各部分医药卫生工作人员，组成巩固的统一战线，为展开伟大的人民卫生工作而奋斗！""中国医药学是我国人民与疾病作斗争的经验总结，具有丰富的经验和理论知识"和"它是一个伟大的宝库，应当努力发掘，加以提高"。中央人民政府制定了正确对待我国传统医药的政策，即中医政策。中医政策包括：创办中医医疗、教学、科研机构，继承老中医经验，大力培养人才，使之后继有人。吸收有专长经验的中医参加国家医疗教学科研机构工作，并号召组织西医学习中医，中西医团结合作运用现代科学知识和方法发掘整理研究中医药，为继承发扬中医药，中西医结合创立我国新医药学作贡献。20 世纪 50 年代形成的这一整套政策和后来提出的中西医结合方针，正确处理了我国历史上存在着中医和西医两大医药学派的关系，使中医和西医长期处于相互对立、相互排斥的状态，转化成中西医团结合作，相互学习共同为发扬整理研究我国传统医药而作出努力。这就明确了处理中西医关系的总原则，从政策上明确了中医的地位。从此以后，在初步确立的中西医结合的方针指引下，中医和西医都得到共同的发展。在我国第一个"五年计划"中，中医药被纳入到国家科学研究计划的重点项目之中，这是落实党的中医政策和科技方针政策，号召中西医团结合作，运用现代科学方法发掘整理中医药的一项重大措施。从此以后，我国历届政府一直把中医药科研摆在国家科学研究的重点计划项目之一。我国第七、第八、第九个"五年计划"中科技发展规划，均把中医药科研列入重点项目，并且逐步扩大项目内容和数量，逐年增加资助经费投入，有力地保证和推动中医药科研不断出成果，在继承整理研究基础上，充分运用科学先进技术和方法，开展中医药临床经验和理论以及新药开发，取得了不少具有创新性的成果，发展了中医药特色和优势。

20世纪50年代，上海一批学术造诣高深、临床经验丰富的老中医，响应党和国家号召，关闭私人诊所，放弃优厚的门诊收入，进入西医一统天下的综合性医院，成立中医科。他们用辨证论治治好了一些西医尚缺乏有效疗法的疾病，打开了综合性大医院的大门。如华山医院的姜春华、盛梦仙，中山医院的李文杰，华东医院的夏仲芳、沈六吉，第六人民医院的金明渊、姚和清，瑞金医院的顾瑶荪、朱仲云、魏指薪、陈道隆，第一人民医院的夏理彬，第四人民医院的顾丕荣，虹口区中心医院的张近三，北站医院的张耀卿，传染病医院的钟英，静安区中心医院的董廷瑶，儿科医院的顾文华，还有陆瘦燕、王羲明等。他们进入综合性医院时，在西医严重轻视、歧视中医的情况下，他们不怕压力重重，毅然接受挑战，以中医的望、闻、问、切四诊来收集病情信息，凭借高超的医疗技术，通过准确的辨证，治愈许多当时西医认为是十分棘手的疾病，从而得到西医同

道的重视，使中医科能够在西医占优势的综合性医院
站稳脚跟，并且使一部分西医同道产生了学习中医或
与中医合作的兴趣。他们当时所依靠的本领就是辨证
论治。例如，20 世纪 50 年代血吸虫病流行，上海郊区
有些地区人群感染率高达 70%～90%，不少晚期肝硬
化腹水患者因无法医治而死去。一些村庄出现了家破
人亡、田园荒芜的惨状。当时，政府组织一批知名中医
共同研究如何用中医药治疗血吸虫病。祝怀萱、姜春
华、王玉润等人参与其中。在大家共同努力取得一定
经验的基础上，姜春华向医院领导提出建立中医病房，
收治腹水患者的建议，当即得到了支持，并配备了年轻
的大学毕业生随从学习，采用中西医两套检查诊断，用
中医辨证论治，西医指标观察，总结了 40 例，有效率达
70%。对 13 例腹水消退后的患者进行了手术根除，使
晚期患者获得了新的生命。医院领导对此十分重视，
亲自深入病房，用硫酸镁泻下作对照观察，证实是中药
的效果后，立即肯定中医药治疗肝硬化腹水的效果，经
《解放日报》报道，在社会上引起了强烈的反响。姜春
华为当时的中医进入西医的医学院校打响了第一炮。
这就为中西医的结合拓展了新的道路，为整个上海中
医界争得了荣誉。

1954年，河北省石家庄市暴发"乙脑"，正当西医束手无策之际，卫生部组织中医防治医疗队，在"辨证论治"思想指导下，采用白虎汤为基础方加味治疗，辅以西医急救措施，取得显著疗效。这是一个中西医互相学习、取长补短的重要范例。但是到了1956年，北京"乙脑"流行，开始亦以白虎汤为基础方治疗，疗效却不佳。这说明当时存在以一个中医有效方剂对应一个西医病的思想。尽管这个方剂曾经是有效的，但不符合中医传统的辨证论治的精神。这给人造成中医不可重复的印象。当时，卫生部中医研究院脑炎工作组著名专家蒲辅周指出了疗效不佳的症结所在。那年气候湿热，治疗时应针对湿热，采用清热燥湿的治疗方法，遂以白虎加苍术汤为主，用于临床，疗效甚佳。至此，中医"同病异治"的精髓得到充分的彰显，因人、因时、因地制宜精神得到酣畅展现。"辨证论治"特色大放异彩，成为中医诊治的灵魂。从此，中医界开始强调，临床必须遵循"辨证论治"，不能按照"一病一方"的思路机械套用。

在中医西医互相学习的实践中发现，中西医病的概念是不一样的。西医病包含疾病的病因、病位、病变器官的病理变化、整体功能的反应状态、病程演变的阶段和预后等多方面内容。因此在中医辨证论治之前，了解上述情况，对中医临床诊治颇有帮助。进一步研究发现，单纯西医辨病或单纯中医辨证都有局限，应当将西医辨病和中医辨证结合起来，发挥各自的优势，因此这一时期基于西医辨病和中医辨证的新的诊疗模式就被确立起来了。

20 世纪 60 年代，全国著名中医学家姜春华在继承应用张仲景《伤寒论》六经（脏腑）辨证识病基础上提出"异病同治，同病异治"新概念、新治法。即以现代西医诊断病名为经，以六经（脏腑）辨证为纬，建立一套新的识病辨证论治理论思维方法，并发展了一些新的方药。特别是对中医肾虚辨证证候，与西医诊断的神经衰弱、慢性支气管炎、慢性肝病以及肾上腺皮质功能低下的阿狄森病的临床症状、体征多有肾虚证候的表现，而这几种西医诊断不同的疾病以中医辨证属肾虚，用中医补肾方药都能有效，即所谓异病同治。而西医诊断某一病（如神经衰弱），按中医辨证却有多种不同证型，有心肾不交，则用交泰丸治之，有心脾两虚，则用归脾汤治之，有肾阴虚，则用左归丸治之。为此，姜春华及其学生沈自尹还编写一本《中医治疗法则概论》一书。从当时国内外文献报道来看，他们临床实践的提升和发现，应该是现代中国传统临床医学家在仲景六经（脏腑）辨证和温病学派"三焦""卫气营血"辨证基础上又一创新和发展，至今应用不衰，并逐步发展。1962 年朱良春在《中医杂志》第 3 期提出辨证与辨病相结合的重要性。1973 年沈自尹在《新中医药》杂志上发表一篇文章提出辨病与辨证结合问题。这一新观点是上述异病同治、同病异治的再深入再提炼的理论概括，使大家认识到在现代临床如何处理好西医诊断的疾病和中医辨证识病论治的关系，两者结合取长补短，更能全面认识疾病，从而可以提高用药处理疾病的疗效。当时为国内外更多的学者所接受，觉得对于当时中西医两种医药学派临床上如何处理一个患者既有西医诊断病的表现，又有中医辨证诊断的证候表现，临床实践上采用辨病与辨证结合立法处方用药，确能提高疗效，操作可行，也符合现行医疗、科研、教学上的实际，有利于管理和规范。应该看到这是异病同治、同病异治实践中的进一步提升和创新，至今已被国内学者普遍接受，也正在发展中。

（一）辨证论治策略

20 世纪 80 年代，姜春华有感于叶天士治疗温病，用药轻淡，疗效不佳，提出"临床表明，按叶氏之说'尾随敌后，跟踪治疗'，任凭病邪肆虐，常致焦头烂额；而于早期针对病源，迎头痛击，则可拦截邪之深入，不致任其发展而不可收拾。"这种迎头痛击的治病策略，就是著名的"截断扭转"理论。这是姜春华针对叶天士尾随敌后的策略所提出的。这一说法一经提出，立即引起广泛的争鸣，但是，最终获得广泛的认可。沈自尹说：姜春华的学术思想最有代表性的是"截断扭转"。

叶天士是温病学派最著名的代表人物。为什么说他"尾随敌后，跟踪治疗"呢？因为虽然他指出温病由温邪引起，而且温邪热变最速。但是，叶天士把温病发病的过程分为卫、气、营、血由浅入深四个阶段。而且把这四个阶段的治法规定为"卫之后方言气，营之后方言血""在卫汗之可也，到气方可清气，入营犹可透热转气……入血就恐耗血动血，直须凉血散血"。叶天士的意思是，疾病到什么阶段就用什么药，不要超前用药，也就是不要过度用药，以免损伤人体的正气。从叶天士留下的一些医案来看，疗效并不十分理想，险象环生，惊心动魄。姜春华从当时的临床上看到治疗大叶性肺炎用大剂量鱼腥草、鸭跖草之类清热解毒药，不分卫分、气分的做法，疗效很好。对于肠伤寒，过去用温病学的银翘散、桑菊饮、三仁汤等治法，疗效很差。而有人不分卫气营血步骤，开始即用大黄、黄芩、黄连等药物，取得很好疗效。姜春华因此想到，不仅要认识温病卫气营血的传变规律，而且应该在疾病开始之时就用得力的药物阻遏病势，或击败之，不必等"到气才可清气"的约束，从而提出"截断扭转"的观点。仔细分析，"截断扭转"并不是一种具体的治疗方法，而是一种治疗的策略。这是"迎头痛击"的策略，与"尾随敌后"的策略正好相反。在这个策略的指导下，可以运用清热解毒、攻下泄热、活血化瘀等具体治疗方法。这个策略，就是在辨证论治的过程中思考分析讨论出来的。如果只知道辨证施治，就不会有"截断扭转"的策略出现。

由此可见，当治疗疾病的策略改变时，辨证论治也发生了改变。

（二）中医诊法研究

舌诊和脉诊是辨证论治的重要诊断方法。早在 20 世纪 50 年代后期，上海第二医学院、第一医学院就开展了舌诊的研究，曾系统作了舌象的临床流行病学调查，并从形态学、舌体表面理化性质、舌质、舌苔色度、干湿度、酸碱度及舌象变化与中医八纲辨证与人体生理、生化学改变的关系、病理舌象的形成机制等多方面进行了研究,研制了舌象仪,出版了专著。尤其对青紫舌与血瘀的关系研究,对提高临床血瘀证辨证论治水平具有重要意义。

从 20 世纪 50 年代后期起,上海中山医院、上海市中医门诊部、上海市第一人民医院、上海中医学院和上海市医疗器械研究所等单位协作,曾先后开展了脉象客观化的研究,他们紧密结合临床名老中医切脉经验,统一和确定脉图描记特征,研制成可以描记浮、沉、迟、数、细、滑、弦等 13 种脉图的 MX－3C 型脉象仪,先后受到上海市政府和国家中医药管理局科研成果奖励。在此基础上,10 余年来,上海中医药大学继续坚持不断改进提高。现研制成 ZM－3B 型智能脉象仪,带有计算机,可自动判别处理脉象位数、形式,并可进行初步八纲辨证,提示患者心血管功能变化。目前已小批量生产,在国内上海、北京、广州、天津、香港等 10 所大学和日本、美国试用,现在又有新的发展。

（三）中药药学研究

1965 年以后,医务人员上山下乡,在周总理采种制用中草药的号召下,各地医务人员和制药人员通过收集民间草药、单验方和自制自用,发现了大量在《本草纲目》中未记载或虽有记载,但临床上尚少应用的中草药，特别是四川、云南、贵州、西安、江西、河南、山东、湖南、广西、广东、江苏、浙江、甘肃、宁夏以及东北地区均整理编写出版了各地区的中草药汇编。后来，南京中医学院再整理编写出版了《全国中草药汇编》，载药 500余种，其后还编写了《中药大辞典》。在此基础上，"七五""八五"规划期间，国家中医药管理局组织全国协作，重点投资，由南京中医药大学负责承担编写了《中华本草》巨著，载药 8 000 余种。这一划时代的著作是继明代李时珍《本草纲目》载药 1 892 种的基础上，我国广大医药人员临床实践的结晶，是历史上又一伟大的巨著。

中药剂型改革从 20 世纪 50 年代后期结合临床开始进行研制，从糖浆、片剂的试用，到针剂的研究，1960年上海中药一厂首创研究制成"抗 601"针剂（银黄注射液），曾在全国推广应用。20 世纪 70 年代各地区临床防治感冒、慢性支气管炎、哮喘、肝炎、冠心病、心肌梗死、高血压、中风、肿瘤等常见病，均研制成了一批中草药制剂，有糖浆、片剂、冲剂等。20 世纪 80 年代以后，在此基础上，经过各地医药院校、医院、科研单位按国家《中药新药研究办法》规定的要求，选择临床上确有疗效的中成药方剂，从生药、药化、提取、药理、毒理、制剂工艺改进质量标准建立，以及中医药理论和文献综述等作规范的系统研究，制成Ⅲ类、Ⅳ类或Ⅱ类新药多种。其中确属安全、有效，又能反映中医药特色和优势者，有醒脑静、清开灵、丹参针剂、冠心苏合丸、麝香保心丸、复方柴胡冲剂、感冒退热冲剂、双黄连、板蓝根冲剂、鱼腥草片及针剂、川芎嗪针剂、联苯双酯滴丸、垂盆草冲剂、灯盏花针剂等。1988 年以后，上海市中医医院王翘楚以中医"天人相应"理论指导，发现落花生枝叶"昼开夜合"与人体"入夜则寐，入昼则寤"同步，由此及彼，触类旁通，设想两者可能有共同促睡眠的物质基础，从而按照《中药新药研究指导原则》要求，对落花生枝叶治疗失眠症进行了系统研究，并证明落花生枝叶制剂（落花安神合剂）确有较好的镇静安神作用，通过对临床 1 219 例 3 批患者的观察，其疗效分别为73.6％、83.3％、96％，提示落花安神合剂治疗失眠症确有较好疗效。另外，青蒿素的发现和研制新药成功，是继奎宁以后抗疟药一大创新，已在国际医学界得到公认和推广，屠呦呦因此于 2015 年获得诺贝尔奖。

（四）中药药理研究

从 20 世纪以来，中药和方剂的药理研究取得了丰硕的成果。许多中药的药理作用已被认识，其成分，尤其是主要有效成分已被认识，如黄连素、麻黄素、黄芪皂苷、去甲乌药碱、银杏异黄酮、青蒿素、靛玉红、三尖杉脂、丹参酮、丹参素等活性成分，已经分别被证明是有关中药功效的物质基础，因而确实具有清热、平喘、补气、温阳、活血、抗疟、抗肿瘤等作用。目前已分离出500多种活性单体。从马尾松中分离的石杉碱甲可治疗重症肌无力。从五味子中分离出的五仁醇、联苯双酯可治疗慢性肝炎。从黄花蒿中分离的青蒿素可治疗恶性疟疾。从青黛中分离的靛玉红可治疗慢性粒细胞性白血病等。复方的实验研究已超过1 000首。有的采用拆方，以血清药理学、药代动力学等方法研究传统方剂，如四君子汤、补中益气汤、六味地黄丸、四逆汤、血府逐瘀汤等，对方剂配伍能提高疗效的合理性得到了有力的佐证。有些方剂的研究达到相当的深度。复方的药理研究一方面由单一的指标、一组相关的指标发展到多系统、多组指标的观察，另一方面从整体药效深入到器官、细胞甚至分子水平上的机制探讨。

中药药理的研究成果与中医辨证论治大多数是相符合的。因此可以证明辨证论治的疗效是有其药理学基础的，是可信的。临床上如果既掌握辨证论治，又掌握中药药理，对辨证论治就会有更深刻的理解，运用时会更得心应手。这些对于方剂和药物的深入认识，使辨证论治在选方用药时，提高了准确性。在临床上，当辨证确定后，可以选择那些功效和药理与辨证相符的方剂和药物。也可以回避那些功效与辨证相符，但药理并不十分符合的方药。此外，对于那些功效不符，但药理符合的方药，可作试探性运用。或可由此发现新的治疗方法。

临床表明，辨证论治对改善症状较明显，但对改善疾病的理化指标不一定有针对性。如果在辨证论治的基础上加用有了明确药理作用的中药，患者疾病的理化指标往往会有明显的好转。

例如，北京祝湛予提出的过敏煎，由防风、银柴胡、乌梅、甘草各 10 克组成。此方有抗过敏的作用，因此可以用来治疗过敏性疾病。同时，在运用时可以采用辨证论治与根据药理用药相结合的方法。例如对于过敏性荨麻疹，如果属于风寒证者，加桂枝、麻黄、升麻、荆芥。如果属于风热证者，加菊花、蝉蜕、金银花、薄荷。如果属于血热证者，加牡丹皮、紫草、白茅根。如果属于热毒证者，加连翘、金银花、甘草、蒲公英、紫花地丁、板蓝根。这既可以说是在辨证论治的基础上加用有药理作用的药物。也可以说是在运用有药理作用的方药的基础上加用辨证论治的药物。临床实践证明，过敏煎治疗过敏性疾病是有效的。配合辨证论治可以提高疗效。此外，对于过敏性哮喘，常加莱菔子、白芥子、苏子、葶苈子、苦杏仁。过敏性紫癜，常加藕节炭、血余炭、荆芥炭、茜草根、墨旱莲、仙鹤草。过敏性鼻炎，常加白芷、石菖蒲、辛夷、菊花、细辛、生地黄、苍耳子、葛根等。

慢性肺系疾病，常有不同程度的肺动脉高压症。上海龙华医院邵长荣了解到川芎和赤芍等药具有较好的降低肺动脉高压的药理作用，所以在辨证论治的基础上加用川芎和大量赤芍，就可以增强疗效。哮喘患者常有肾虚现象，中医理论认为是肾不纳气。一般要运用补肾纳气的治疗方法。邵长荣在补肾药中选择具有平喘的药理作用的药，如补骨脂、淫羊藿等，疗效显著。

实验研究表明，健脾益气中药能降低低度持续 AFP 阳性者的恶变率，拮抗乙肝病毒和黄曲霉素 B 的联合致癌作用。上海肿瘤医院于尔辛采用健脾益气法治疗晚期肝癌均能延长患者生存期，提高生活质量。黑龙江哈尔滨医科大学张亭栋与上海血液病研究所王振义、陈竺院士协作研究中药砒制剂（癌灵Ⅰ）注射液治疗急性早幼粒细胞白血病的临床疗效与机制，通过 244 例患者总结，完全缓解率可达 91％，5 年存活率 54％，有 13 例随访超过 10 年无病生存期，最长达 25 年。现已与美国肿瘤基金会正式签约在国外开发生产癌灵Ⅰ。并在国内和美国已申请专利。

20 世纪 60 年代上海市传染病医院研制出治疗急性黄疸性肝炎的茵栀黄针剂、板蓝根冲剂，有较好疗效。20 世纪 70 年代初上海龙华医院史又新等发掘民间草药垂盆草治疗急性黄疸型肝炎，发现有较好保肝降酶作用，后制成垂盆草冲剂，广泛应用于临床，现已成为急性或慢性迁延性肝炎活动期常规应用的中药之一。继后，北京中国医学科学院药物研究所刘耕陶从五味子中提取五味子丙素，并合成丙素的一种中间体联苯双酯，有明显保肝降酶作用，从而研究成治疗肝炎的有效新药，疗效优于国内同类其他药品，目前已远销韩国、印尼等国家。近 20 年来，湖北中医药大学肝病研究所、上海中医药大学和曙光医院、上海市徐汇区大华医院等单位对中医药治疗慢性乙型肝炎和肝纤维化亦作了大量探索研究，提示中药有调控免疫能力，抑制乙肝病毒复制的作用，桃仁、丹参有抗肝纤维化作用。上海市长宁区中心医院采用苦参碱治疗慢性活动性肝炎亦收到较好效果。

从 20 世纪 80 年代后期至 21 世纪初，上海市中医医院先后对萱草花治疗失眠症伴焦虑、抑郁症状者进行了研究，发现萱草花有较好抗焦虑和抗抑郁作用。《本草纲目》记载，萱草花又名忘忧草，可以令人欢乐，忘记忧愁。经大量临床和药理实验研究，最终证明萱草花确有较好抗焦虑和抑郁作用。现已研制成解郁 II 号（颗粒），并经国家知识产权局批准为发明专利。现在上海市中医医院睡眠疾病专科门诊已将其作为常规用药。

（五）微观辨证

在辨证论治和辨病论治相结合的过程中，有时候发现有病无症的情况，即理化指标已有异常，却还没有出现症状。或在疾病的治疗过程中，症状已经消失，但理化指标还未恢复正常。反之，也有患者已经出现症状，但体检查理化指标，仍未发现异常，或在治疗过程中，理化指标已恢复正常，但症状还没有消除。对于后一种情况，正是中医辨证论治的优势。而对于前一种情况，中医已从微观辨证中找到解决的办法。

中国科学院院士沈自尹在研究中医脏象"肾"本质的过程中，开展了对中医"证"的宏观和微观相结合的研究。提出"微观辨证"和"隐潜证"的概念。许多无症状的隐匿性疾病，西医可以诊断，而中医无症可辨。这一客观现实，激发了中西医结合研究"微观辨证"的思路与方法，并在中西医结合研究的基础上发微阐隐，提出"隐潜证"新概念及其辨证诊断思路方法，即"微观辨证"。微观辨证扩大了辨证论治的深度。

举例来讲，声带病变，即中医所谓音喑，因古人无法窥见声带，只能笼统认为："厌大而厚，则开阖难，其气出迟，故重言也。""金破不鸣，金实不鸣。"上海瑞金医院朱宗云医师从 20 世纪 50 年代开始，利用西医学检查声带技术，以声带病变的局部辨证与全身辨证相结合的原则，对声带病变的中医辨证规律进行多年的研究探讨。其一，声带急性充血，为外感时邪，风热袭肺，宜祛风清热退肿，药用僵蚕、桑叶、薄荷、金银花等。慢性充血为血热瘀滞，治宜凉血活血，药用赤芍、牡丹皮、生地黄、丹参、玄参、蒲公英等。其二，声带息肉或声带小结，为脾虚湿阻，水湿夹热停滞，治宜清热健脾渗湿。药用木蝴蝶、胖大海、蝉蜕、薏苡仁、茯苓、泽泻、车前子、蛤壳、珍珠母等。其三，声带麻痹，为手术损伤经络或风邪入侵关节，治宜祛风湿、利关节、补气血，药用黄芪、党参、桑枝、鸡血藤、络石藤、丹参等。其四，声带闭合不全，为宗气不足，治宜补益宗气，药用黄芪、党参、白术、升麻、黄精、怀小麦、仙鹤草等。

《灵枢·外揣》说："远者司外揣内，近者司内揣外。"是否可以认为，宏观辨证是司外揣内，微观辨证是司内揣外。朱宗云医师借助仪器观察人体内部声带的情况，从而进行辨证论治。本来只能根据患者发出的声音来辨证，发展到能用仪器来观察体内声带情况来辨证，从宏观辨证，发展到微观辨证，使辨证论治的深度、广度加强了。

与此类似的是，眩晕证，中医认为其中的病因之一是痰饮。《金匮要略》云"心下有支饮，其人苦冒眩""吐涎沫而颠眩，此水也"。这与梅尼埃病的内耳膜迷路水肿相类似。由于自主神经功能失调，先导致内耳毛细胞血管前动脉痉挛、局部缺氧，血管壁渗透性增加，进而导致内淋巴过多，引起膜迷路积水。古人无法窥探内耳的结构和病理，通过司外揣内，推测到是水饮停滞、湿阻中焦、清阳不升、浊阴不降造成眩晕。朱宗云了解到内耳的微观结构和病理，司内揣外，在辨证论治中加重猪苓、茯苓、白术、泽泻等利水渗湿药物，对迅速改善症状确有良效。同时，利水是治标，调理脾肾是治本。因为脾肾在水液调节的机制上起关键作用。所以在眩晕的缓解期用白蒺藜、制何首乌、枸杞子、女贞子、桑寄生、熟地黄、仙鹤草等治疗，使反复发作的眩晕病得以治愈。

又如邵长荣将听诊技术运用于中医的辨证论治。听诊能够比较客观地反映患者的呼吸道当时的病理状态，对诊断治疗乃至疗效的判断都有一定的意义。他临床时常以此因微知著，处方用药。如哮喘患者发作时，若听诊以哮鸣音为主，则在辨清寒、热性质的哮喘基础上，加重宣肺平喘或解痉平喘的药物。同时闻及大量的湿性啰音，则在平喘止咳的处方中加入清肺祛痰的药物。而当哮喘缓解期的患者听诊有轻微的丁啰音时，他便提醒患者注意避免易感因素，在扶正治疗的基础上酌加祛风散邪、宣肺平喘的药物，以消除隐患，防微杜渐。此外，对于慢性支气管炎、阻塞性肺气肿、支气管扩张的患者，邵氏常将听到的异常呼吸声仔细分析，以判别感染的轻重、分泌物的量和质稠程度、气道壁的弹性功能如何，以及通过了解肺部语音传导的强弱，判断症状的轻重缓急，使辨证论治既全面又有侧重。

邵氏还发现，慢性阻塞性肺气肿患者，到后期出现咳喘兼有水肿，其肺间质及气管黏膜下也存在水肿，从而影响有效的气体交换，气道阻塞而加重咳喘之证。因此，可以司外揣内，看到患者有水肿症状，便推测其肺中也存在水肿，治疗上以健脾利水为主，使三焦宣通，患者肿退。此时也可以司外揣内，推测其肺野轻清，咳喘自止。在治疗一些对抗结核药物产生抗药性的肺结核患者时，使用清肺泻火法使部分患者除症状改善外，痰菌也转了阴性。但对于那些病期较长，病灶纤维变形较多的复治患者，效果却不理想。他认为这些患者因肺部病变造成大量纤维增殖和干酪样坏死，病变局部淋巴血管被破坏和瘀阻。从而影响用药效果，导致病变不容易愈合。通过司内揣外，他认为这可以说是局部的血瘀证，所以他在原有的清肺泻火药中，加入活血化瘀药。果然，患者痰菌得到转阴，而且多年的空洞也关闭了。

上海学者张镜人，在做胃镜时观察到胃黏膜苍白的辨证为虚寒，红色的辨证为实热，根据这个辨证来用药，这也是微观辨证的一个例子。

（六）"证"的客观化研究

中医阴阳、脏腑、气血理论对中医临床具有重要指导意义，但长期以来，缺乏客观化依据，常使人难于理解、传授和推广应用。20 世纪 50 年代后期，上海第一医学院和第二医学院的西医学习中医沈自尹、邝安堃就开始肾虚和阴虚、阳虚的研究。他们借鉴西医采用动物实验方法，研制成"肾虚"和"阴虚""阳虚"动物模型，坚持结合中医临床实践经验，反复探索肾虚的物质基础，寻找证的病理基础。经过数十年的研究，已经取得丰硕的成果，使辨证论治增加了客观的指标。

半个世纪前，有学者发现了尿 17 -羟皮质类固醇在肾阳虚患者中普遍很低，具有规律性。这提示命门与肾上腺皮质密切相关。这项测定研究结果标志着通过异病同治这一研究途径找到了肾阳虚证的初步物质基础。顺藤摸瓜的研究得到了肾阳虚患者的下丘脑—垂体—肾上腺皮质轴上不同环节不同程度功能紊乱的结论。使肾阳虚的研究达到有客观指标的水平。进一步研究了肾阳虚者的下丘脑—垂体所管辖的甲状腺、性腺，发现都有与肾上腺相同的功能紊乱。而且用温补肾阳的药治疗后功能明显恢复。之后又从分子水平上将肾阳虚的主要调节点定位于下丘脑。说明肾的确是命门学说中的人体重要脏器的调节中心。再之后又发现肾阳虚证与神经内分泌免疫网络有内在联系，补肾药是调节下丘脑和神经内分泌免疫网络的有效手段。这些研究成果为肾虚证的辨证提供了物质基础，也为补肾法治疗的疗效提供了物质基础。

上海中医学院赵伟康、施玉华对高血压、甲亢、阴虚火旺证研究，提示下丘脑—交感—肾上腺皮质功能活动增强、热量消耗增大。上海第一医学院顾天爵等首先提出阴虚火旺证与细胞钠泵（Na^+，$K^+ - ATP$酶）具有相关性，并对滋阴降火中药知母进行了研究，发现知母皂苷有降低Na^+，$K^+ - ATP$酶的活性作用。上海第二医学院易育宁、夏宗勤发现肾虚证可出现细胞调控机制平衡失调，而滋阴助阳药有纠正这种平衡失调的作用。20世纪70年代广州中医学院王建华、北京中医药研究所危北海等对中医脾虚证的本质进行研究。王建华发现，酸刺激前后唾液淀粉酶活性比值的变化是反映脾本质的特征性指标之一。危北海通过对脾胃学说的研究，提出"脾虚综合征"的新概念，均对中医脾虚证临床辨证论治提供了客观指标和新思路。湖南医学院对肝本质的研究，上海中医学院曾兆麟对肾与耳的研究等，也为有关中医证候辨证客观化研究积累了不少有价值的资料。

血瘀证是中医临床辨证的重要证候之一，它常见于多种急慢性疾病的发展过程中。而采用活血化瘀药物治疗有显著疗效，中医谓之异病同治。但其血瘀证

的发病机制和活血化瘀药物的作用原理尚不明。从 20
世纪 60 年代至 80 年代，上海第一医学院及其他医院
的中医、"西学中"临床和基础研究人员大协作，紧密结
合临床，从对不同疾病出现血瘀证的临床调查和采用
活血化瘀中药治疗取得异病同治效果观察，到集中到
对活血化瘀代表药丹参的药化、药理系统研究，从生物
物理、血液流变学、病理形态学、微循环等多学科参与
研究，基本上阐明了血瘀证的发病本质和丹参活血化
瘀的作用机制。与此同时，北京也开展了赤芍、川芎等
活血药物的研究，又带动了全国中西医药人员广泛开
展了多种活血化瘀药物的研究，使以丹参、川芎、赤芍、
桃仁、红花等活血化瘀药物，在中医传统药性理论认识
的基础上，有了较多新的认识，丰富了大量科学的内
涵。扩大了活血化瘀药物的适应证，同时建立了以血
液流变学、微循环等检测血瘀证的客观指标的研究方
法，明显提高了血瘀证的辨证论治水平。再有，由于血
瘀证和活血化瘀药物的研究成果得到普遍推广应用，
由丹参、川芎、红花、三七等研制成的新中成药，已有数
十种之多，有的已经打入国际医药市场，受到欢迎。

  在众多的中医基础理论的研究中，血瘀证研究最
为透彻，最具说服力。传统理论认为，血瘀是在气滞、

131

气虚、痰浊、阳虚、肝热等作用下产生，血液的渐浓、黏、聚、滞、瘀，最终导致血滞不行，血凝不流。借助现代各种技术，研究发现，血瘀证患者存在微循环障碍，血小板功能异常，血液流变学改变，血管内皮细胞的损伤等改变。为此临床医师根据患者血液方面相应的检查，进行诊治。如治疗高血压病时，若存在血小板、血液流变学等异常改变，就可以诊断存在血瘀，并予以相应的活血化瘀药治疗，与未加活血药比较，降压效果有明显的不同。即使对于早期的高血压患者，大部分无面色黧黑、肌肤甲错、口唇爪甲紫黯、皮下紫斑等血瘀症状，但几乎所有高血压患者都有不同程度的伴血液成分及流变学改变，据此，治疗高血压病时加入活血化瘀药，往往收到较好的疗效。由此可见，在综合症状、体征及辅助检查等证实患者的疾病的存在，但是患者辨证分型不典型时，可将西医诊断和中药的药理研究成果相结合，并参照中医药学基本理论进行诊治，使缺乏主诉的疾病得到及时准确的治疗。

上海华山、仁济、中山等医院从 20 世纪 70 年代初开始用中医药治疗冠心病、心肌梗死的研究。通过临床、基础、药厂等单位大协作，研制成多种治疗冠心病、心肌梗死的新药，如丹参针剂、复方丹参片、冠心苏合丸、舒冰滴丸、麝香保心丸、温阳益气针等。其中丹参针剂、麝香保心丸在全国推广应用，至今不衰，后者并销往国外。采用 20 世纪 90 年代先进技术研制而成的复方丹参滴丸，具有迅速缓解心绞痛的作用，治疗冠心病总有效率达 95％，该药已正式通过美国 FDA 临床研究预审，批准进行二、三期临床研究。北京中国中医研究院陈可冀院士研制的活血化瘀颗粒，治疗冠状动脉粥样硬化，应用分子生物学等先进技术作了许多与之相关的药理药效实验，测定药物对脂质代谢、血小板功能、血小板衍化生长因子、血管内皮细胞舒张因子等基因表达，提示活血化瘀颗粒对冠状动脉粥样硬化确有较好的疗效，受到国际学者的好评和医药市场的欢迎。

另一个研究的方向是研究某一种疾病的辨证分型。例如对类风湿关节炎，寒热是类风湿关节炎的典型证候。选择临床类风湿关节炎寒证与热证患者，收集其血液样，进行基因组和代谢组学检测，并运用生物信息学分析技术，对所得组学数据进行分析，探索类风湿关节炎寒热证候的系统生物学特征和相应的生物标志谱。结果发现寒热证类风湿关节炎患者之间的基因表达存在差异，提示中医证候分类学具有基因表达谱的依据。类风湿关节炎寒热证患者分子水平的差异主要在于热证患者的细胞凋亡被激活，而寒证患者的细胞凋亡被抑制。类风湿关节炎热证患者机体存在过多的胶原分解，而寒证患者机体蛋白合成过程大于蛋白分解。这些研究分析表明，从代谢组学分析入手，能够获得类风湿关节炎中医证候分类研究的科学解析。

以上研究又对某一种疾病的辨证分型提供了物质基础。

第五章 病中求证，证中求病

一、影响当前中医临床医学证候研究因素

（一）把引进现代医学技术方法作目的

从中医药临床科学研究来看，采用现代方法和传统方法结合是对的。只有这样才能做到既有继承又有所创新的成果。这是继承—创新—发展中医药的目的。要做到这一点，引进的现代先进医学理论或技术方法只能是一种研究中医药的"桥"或"船"，研究要过河的桥和船是必要的，但不是目的，过河才是目的，绝不能也不应该把桥和船作为目的来研究。但近几年来，很多临床基础理论研究项目常多借中医药理论或方药为名，探索某一新的技术方法或什么作用机制，而实质多数是重复了国外引进的某一理论或技术方法就结束了。以发表 SCI 论文为目的，而要回答某一中医理论研究新成果或开发某一有效新中药，以及提供中医临床可以给他人重复和可规范应用的研究成果却较少。

（二）重检查和过度治疗

近十几年来，在医疗上逐步形成所谓"含金量高"

多检查和过度治疗的倾向已成为医疗卫生事业单位诱惑力很强的一大顽症，这一弊端从卫生部到下面医务人员都已看到，但要把它很快纠正却已成难事。但在临床医疗事业的发展，特别中医药在临床医疗、科研工作中表现得更为突出。中医临床要以望、闻、问、切四诊诊察疾病和辨证立法处方用药，也参照应用一些必要的现代西医检查手段，如 B 超、X 线、CT、MR、实验室常规化验和生化指标检测等，而这些患者在其他西医院看病时，一般都已检查过。这样的情况，中医单位或中医专科门诊要不要再重复检查呢？常感到很为难。再作重复检查或继续作其他理化项目检查，深感没有必要，增加患者和医保负担，实在于心不忍。故不再作这些检查，只开一张中药方给患者，但过后管理部门检查报表往往受到"药占比例"不到位的批评和扣发奖金的处罚。第二，医保人人享受是好事，但这几年来，医保卡（病史卡）"满天飞""多人借用"这些现象造成了医生门诊病史记录无法保留，在没有办法的情况下，有的病史记录只能三言两语，方药多为协定处方输入计算机，只能加味，不能减味，这样中医的辨证论治立法用药活的动态变化根本无法完全记录下来。为了搞科研有的医学生跟师学习抄方，只能用照相机把几个典型病例拍下来再回去整理成文。有一位比较用心的学生说："我一年跟师抄方学习，总共只选了十几个有效病史记录拍了下来，其他的无论有效、无效，均无法用文字留下来进行整理，只能在脑袋里留下很不完全的一点印象。"笔者感到跟老中医学习辨证论治实在太难了。

（三）中医临床基本功薄弱和科研能力薄弱

由于上述原因，近几年来中医医疗系毕业的学生（包括研究生）普遍存在的问题是临床基本功薄弱。有的只对西医的 X 线、CT、生化和多种化验检查感兴趣，看其报告诊断疾病，而对中医传统望、闻、问、切四诊不感兴趣，或者也有走另一个极端的，跟师期间就是想单以切脉定病而诊断，只要切脉学会了就可以知道什么病在什么脏腑（内脏），而不重视"四诊合参"和全面综合分析作出疾病诊断、鉴别诊断和辨证论治的思维方法。再有由于存在上述问题，医疗教学管理部门强调医疗系毕业后无论本科、硕士、博士都要各科再轮转 2年、1 年方取得医师资格。但实际结果是轮转期间以西医临床为主，中医临床时间很少，各科蜻蜓点水，走马观花，缺乏连贯性、系统性的实践经验积累，最后定下一个科室，还得从头带教培养起，特别是中医的临床望、闻、问、切、辨证论治的基本功，却被遗忘而更加薄弱了。在上述这样的一些教学管理制度和以西医轮转为主体的带教下，一位年轻中医要承担中医药科研课题任务中的一些基础工作十分困难。本科生中医药科研思路与设计方法均较缺少，研究生毕业也只兴趣于动物实验，而对临床研究课题执行落实感到困难重重。所以很多课题投标录取不少，而真正落实到认真执行，最后拿到符合回答中医药问题有创造性的成果较少。这是当前中医药临床研究存在的一个严重问题。

二、加强年轻中医临床基本功培训

怎样才能从根本上解决上述存在的问题，王翘楚认为必须加强临床五项基本功的培训。第一，临床带教医师对本科、研究生的临床实习的带教必须认真指导实习医生书写好每一就诊患者的病史，参照现代病史格式，但要体现出中医望、闻、问、切和辨证立法处方用药体系，既能体现现代病史管理要求，又能反映确有中医药临床特色。这是中医临床医、教、研工作的起点，也是当好一名医生的起点。更重要的是一份好的原始病历记录就是一名患者的病情档案，这份档案必须真实可靠可信，准确地反映出患者的病情，无虚假，不夸张，才能为总结临床规律、科学研究和带教学生提供科学的依据。第二，学会写医案，或者说，写好一份传统医案形式的典型病例总结。跟师临床 3 个月即应该提交 1 份能反映老师临床理法方药俱全并有按语的医案，作为考察这位学生是否认真跟师并积累了典型病例资料，是否学到了老师临床诊治患者理法方药的思路和方法。一般一年应有 4～6 份医案交老师审阅、考察或修改评价。第三，学会有系统有数据地写好临床回顾性经验总结性的论文，这种有相当样本量的数据资料，可以统计分析结果作出辨病、辨证和疗效评价，从中可以筛选有效经验和方药，也是临床科研选题的基础。从这种有相当样本和数据资料统计分析的资料里面可以看出有成功的病例，也有无效的病例，有正面的经验，也有反面的经验或教训。只要不弄虚作假，确能比较真实科学全面地反映临床事实，虽然不及现代科学研究要求设计的随机、盲法、平行对照试验的论证强度，但仍不失为中医临床经验总结的一种重要方式。对广大中西医药人员都有参考价值。第四，要坚持培训中医药科研选题思路与设计方法，学会怎样针对西医学前沿空白地区或薄弱环节，选择中医药有优势有特色可以填补或攀登医学高峰的课题。这样的课

141

题最后获得的成果往往既发展了中医某一理论或经验、方药，又突破了西医学某一未解决的难题。它才是中医药科研最佳的选题。第五，如何才能选好上述研究课题？作为一名中医药临床科研工作者，无论老师、学生、硕士、博士，必须时刻阅读国内外文献或网上最新信息报道，才能融古贯今了解国内外中医药和现代医学研究的新进展和尚存在的某些问题，才能立下自己当前和长远的主攻目标和研究方向任务。方向任务、目标清楚了，"九层之台，起于垒土；千里之行，始于足下"。即使道路崎岖，只要不畏艰难，不怕失败，数十年如一日，坚持不懈，就一定会取得成功，能为创造我国新医药学作出贡献。

三、病中求证，证中求病的提出

针对以上问题，王翘楚在 2006 年 5 月《中西医结合学报》上首先提出发表的一个新概念、新观点，即"中医'证'研究的发展方向——证中求病，病中求证"一文。他看到 20 多年来，在临床实践中，很多同道把"辨病与辨证结合"看成是个固定的模式，编写教材，制订规范、标准、临床老师带教学生，以及医疗、科研管理，新药研究……无不都要求把西医诊断的病和中医的辨证诊断结合起来，立法处方用药，特别是在医疗管理上已成为一种法定模式。这种相对稳定固定的病证结合处理要求，当然是对的，但从临床医学科学研究来看，如何跟上现代医学的不断发展，确实又存在着一个中医临床医学证的研究，也就此为止了，只能在西医诊断不断发展新的病基础上辨证立法处方用药，而中医自身如何进一步辨证识病，不断发现新的证型、新的病却似乎已无能为力了。笔者正是针对当今在中医、西医学中医界存在这一种固定式思维方式，而提出这一新的观点，新的看法，目的想引起人们对中医证候研究的重视。从临床实践中不断总结和发现新的证和病，以使中医的证候辨证诊断与西医的疾病诊断能够同步发展走向国际。

最近，世界卫生组织通过了《传统医学决议》，敦促各会员国要根据各自具体情况通过和实施《传统医学北京宣言》，将传统医学纳入本国卫生系统。这显示了中国传统医学的引领地位。可见，中国传统医学已经走上世界医学发展竞争的舞台，而起到引领作用。这是一大极好的机遇，也是一大严峻的挑战。中医药在今后的世界医学发展中，究竟能够以怎样的优势和特色去赢得竞争的胜利而立于不败之地呢？王翘楚认为必须把中医临床辨证论治的证候研究放在头等重要位置。前面已经说过,辨证识病是中医学的一大发明。从张仲景六经辨证到温病学派的卫气营血、三焦辨证,再到当代辨病辨证结合,都是把"证"的研究摆在一个十分重要的地位,而使临床医学在继承基础上得到不断创新、发展。从近 20 年来看,中医、西学中同道颇多重视辨病,在辨病基础上,再辨证立法处方用药,确也取得了不少好的疗效,令人可信,受到各方面较好评价。但也要看到杂志上的各种论文、教材编写、科研设计,一般均要求在辨病基础上辨证识证,以及立法处方用药。而对如何寻找西医临床学科的空白或薄弱环节却认识不足,对其间中医辨证的证候研究,如何有新的发展思考者较少。笔者认为应该首先肯定辨病与辨证结合提出的历史贡献。但也要看到当今的中医、"西学中"工作者往往习惯于按已制订的所谓标准识病分证,对号入座辨证立法用药,似已成为一种固定的模式。而事实上临床上患者的病情是多种多样的,其变化是多样复杂的。西医诊断的病颇多以理化检查为依据,理化检查是阳性结果,常就认为有病,或者说有病但又觉得无药治疗。而中医辨证也停留在所谓"规定"和教材上的内容,真正发现新的证候也很少。笔者认为作为医疗应用的标准化，以利管理规范是对的，但作为临床科学研究就不能这样固定不变。不变是相对的，变是绝对的。从科学研究来看，中医临床辨病辨证结合研究还要发展，要发展就会有变，变的方向就是要鼓励医生在临床实践中可以有"病中求新证，证中求新病"的思路。

四、坚持辨证与辨病相结合

目前，怎样坚持辨证与辨病相结合的方向，成为中医面临的重要课题。要灵活掌握辨证论治的精粹，十分重要。中医辨证论治的基本内容是四诊八纲，而要辨证，四诊八纲是认证识病的重要手段，缺一不可。这是中医的基本功。而要真正领悟和掌握四诊的真实技巧，除书本基础理论外，只有通过长期的临床实践，细心揣摩，深刻领悟其中的奥妙，掌握辨证识病的诀窍，从而进一步抓住辨证论治的规律和发挥其独特的优势。而目前不少中医师缺乏辨证论治的本领。患者一来，就先让患者去验血、验尿、做检查，然后对号入座式地找找中医药书中有什么成方可以治疗此病，或按教科书的辨证分型处方用药。这样，中医辨证论治的优势就会淡化或丢失。

全国名老中医王翘楚在 2006 年提出，"中医'证'研究的发展方向——证中求病，病中求证"。他认为，要在中医临床实践中，运用"病中求证，证中求病"的方法，充分发扬中医药的特色和优势，才能在中医药走向世界中处于主流医学地位。

（一）病中求证，不断发现新的证

病中求证，就是不受辨证分型固定化的影响，对已经知道西医疾病诊断的患者，从实际情况出发，准确地进行中医辨证，即便得出的分型与原有的固定分型不同，也应该按中医传统辨证论治原则立方用药。

举例来说，肠伤寒病进入严重阶段，出现高热神昏症状。《伤寒论》对此现象的认识是太阳蓄血证和阳明腑实证，分别用桃核承气汤和抵当汤、丸治疗。此种认识并未与"心主神明"的脏腑理论相联系。叶天士结合"心主神明"的理论，对此现象的认识是"热入心包"证，用清宫汤治疗。这个认识现在已为中医界认同。然而，中医学是向前发展的。丁甘仁、祝味菊等人又认识到，高热神昏有阳虚的证型，与"热入心包"有"霄壤之别"（丁甘仁语），用温药治疗取得满意的疗效。

丁甘仁认为湿邪所伤时出现的神志症状，是阳浮于外、神不守舍所致，与"热入心包"有霄壤之别，应当回阳救逆。章次公更是指出湿温证谵语神昏有虚实寒热的不同。"大热证先本烦躁不宁,妄言怒骂,忽然意识模糊,呢喃郑声,此脑之机能陷于痹钝,用附子以兴奋之。"如果"顾虑其苔腻不当补,怀疑其神昏不当温,徘徊稳健之途,而病人死矣"。

祝味菊把神昏分析成脑因感染而发炎、神经毒素刺激、高热而致神昏、阳气式微等几种不同的情况。辨证区分的方法是,中毒昏聩,其来也骤,了无知觉,用犀羚寒凉。神衰昏聩,其来也渐,时醒时昏,用温壮而愈。他也分析了病机和治法是:"神昏有由于中枢疲劳太甚,抗力之不振,宜振奋之,附片所必用;清而下之,抑低其抗力,愈虚其虚矣。谵妄无度,神经虚性兴奋也,宜镇静之,龙磁所必用,无可清下也。血液上冲于脑,神经紧张,血逆有升无降,则镇静中佐以苦降如酒连之属。"

丁甘仁、祝味菊对"热入心包"理论的发展,因其突破了温病不可用温药的禁区,又借助了对脑和神经中枢的认识,对热病神昏进行了深入全面的分析,丰富了治疗方法。但在"心主神明"和传统温病理论的体系中,也是无法被中医学术界所接受的。正因为祝味菊的创新理论不被接受,那么他的临床实践经验也无法融入温病的临床实践中来。即如曹东义所说：SARS 瘟疫流行的时候，有些"患者早已不发烧，而是出现明显的气虚、阳虚的时候，很多临床一线的中医工作者，不敢使用温阳益气的治疗方法。因为怕触犯温病后期'灰中有火'的禁律，坐失良机"。

王翘楚指出，我们在中医实践中，应该不断探索未知，不能老是用已知的知识来解释未知的事物，应该用"证中求病，病中求证"的方法，不断发现并认识新的证和新的病。张仲景观察高热神昏，提出了阳明腑证和太阳蓄血证。当时他并没有联系"心主神明"的理论。叶天士根据自己的观察，不受张仲景的约束，将"心主神明"的理论，与温邪致病的理论相结合，提出了"热入心包"的理论。丁甘仁、祝味菊根据自己的观察，也不受叶天士的约束，提出了高热神昏存在阳虚的证型。我们可以称之为"脑神阳衰"证。这就是在肠伤寒病的辨证中，运用病中求证的方法，得出的新的证。对当前的临床实践很有指导意义。

再举病例说明。

【案例 1】　精神分裂症和药物副作用

陈某，24 岁，2015 年 4 月 2 日初诊。

主诉：失眠 5 年，时有幻听幻觉。

现病史：患者 5 年前因男友分手导致睡眠困难，头晕头痛，注意力不集中，情绪低落，时而急躁发脾气，多疑，妄想，继则出现幻听幻觉，生活无法自理。经当地精神卫生中心诊断为"精神分裂症"，遂予抗精神类药物（奥氮平、利培酮等）控制病情。之后症情逐渐稳定，多疑、妄想、幻觉及头痛等症状明显缓解。自知力部分恢复，情绪好转，睡眠改善不明显。

刻下：睡眠不安，夜睡 4～5 小时，醒后难以再入睡，多梦纷纭，时而噩梦，甚或彻夜难寐。白天精神萎靡，头晕胀痛，表情淡漠，反应稍迟滞，少气懒言，口干苦。胃纳差，偶有嗳气反酸，大便干结，月经延期，色紫黯，有血块，经期伴乳房胀痛。舌红苔黄，脉弦而数。遇事也会出现幻听幻觉等症状。家人反映其生活自理能力较弱，不愿出去工作。

中医诊断：癫病。

西医诊断：精神分裂症。

辨证分型：肝郁化火，气滞血瘀。

治法：疏肝解郁，活血化瘀。

方药：加味柴胡龙牡合欢汤。

柴胡 10 g　　龙骨 30 g　　牡蛎 30 g　　天麻 10 g

钩藤 15 g　　葛根 30 g　　川芎 15 g　　郁金 15 g

石菖蒲 10 g　焦山栀 15 g　黄芩 15 g　赤芍 15 g

白芍 15 g　　合欢皮 30 g　茯神 30 g　淮小麦 30 g

甘草 10 g　　苦参 10 g　　蝉蜕 6 g　僵蚕 10 g

二诊（4 月 23 日）：患者情绪好转，夜寐改善明显，纳调，偶反酸，精神尚欠佳，家人反映其愿意与人沟通，主动要求生活自理。效不更方。加煅瓦楞子 30 g。

三诊（5 月 21 日）：夜寐安，夜睡 6 小时，夜醒 1 次，醒后能再入睡，多梦减少，情绪改善明显，主动关心家里的生意，胃酸、眩晕、头胀痛已消，精神尚可。本次月经正常，无乳房及两胁胀痛，纳便调。效不更方，巩固疗效。

[**按语**]　此患者经精神卫生中心明确诊断为精神分裂症，用抗精神病类药物，病情有所改善，但副作用明显。根据中医辨证为肝郁化火、气滞血瘀论治，确有较好疗效，提示西医诊断明确，但治疗药物副作用大，中医用疏肝解郁、活血化瘀方药治疗后，确能减轻其药物副作用，说明中西医各有所长和所短，如能相互取长补短，就会更有利于患者康复。

【**案例 2**】　再生障碍性贫血

1989 年 9 月 6 日，某三级甲等医院发生 1 例患者因服安眠药引起副作用，导致再生障碍性贫血，因不敢再用安眠药和其他药物治疗，遂转来上海市中医文献馆老中医门诊部就诊。

吴某，女，55 岁，1989 年 9 月 5 日初诊。

主诉：贫血半年，失眠 5 年。

病史：初因失眠去某三级甲等医院门诊，给予安眠药服用，不但失眠未见好转，不久就发生贫血。周身无力，化验血常规，突然见全血减少，口干，二便如常。当时门诊医生认为安眠药引起再生障碍性贫血。现仍失眠，一夜只睡 2～3 小时，又不敢再用西药安眠药，遂介绍来请中医治疗。

检查：血常规检查示全血减少。面色萎黄，精神疲乏，苔黄微腻，舌质淡，脉细弱无力，血压 110/65 mmHg。

151

中医诊断：髓劳，不寐。

西医诊断：再生障碍性贫血，失眠症。

辨证分型：肝亢，脾肾两亏，气血不足。

治则治法：平肝活血补肾，健脾益气养血。

方药：

黄芪 30 g　党参 15 g　　焦白术 15 g　茯神 30 g

甘草 6 g　　熟地黄 15 g　当归 10 g　　川芎 15 g

白芍 15 g　淫羊藿 15 g　地骨皮 20 g　煅龙骨 30 g

天麻 10 g　　钩藤 30 g　郁金 15 g　　石菖蒲 10 g

焦栀子 15 g　黄芩 15 g　芦根 30 g　　丹参 15 g

合欢皮 30 g　远志 10 g

14 剂。

复诊（9 月 19 日）：自觉精神转振，夜寐好转，一夜可睡 5～6 小时，口干减轻，前方有效，再续前方。14 剂。

三诊（10 月 2 日）：失眠已愈，现一夜睡 6 小时，血常规化验示：白细胞已恢复正常，红细胞亦增加，苔薄脉细，再续前方。14 剂。

152

[按语]　该患者因安眠药引起的药物性再生障碍性贫血，现仍失眠，按西医方法不能再用安眠药，建议中医治疗。经中医采用辨证论治，既能治疗再生障碍性贫血，又能治疗失眠，两者兼顾，标本兼治，收效较好，方用平肝活血、清热解毒以治其标，补肾健脾、益气养血以治其本，标本兼治，确有较好疗效，值得重视。

（二）证中求病，不断发现新的病

证中求病是临床上有些学者只重视中医的证候辨证和治疗，能治好西医不明确的病或者诊断虽明确，却无治疗方药的病，颇使人在心中自有乐趣和自豪。而不重视对现代西医疾病的诊断和鉴别诊断，有的不懂中医的西医生常常对这种情况说是中医看病或谓辨证治疗的偶然性或者说是机遇，就是不承认中医能治好什么病。这样使中医和西医长期处于对立状态，缺乏共同语言。所以王翘楚提出中医要于"证中求病"这个新概念，即在临床辨证立法处方用药时，同时要注意西医的疾病诊断和鉴别诊断，即既有中医证候辨证诊断，又要认清西医诊断和鉴别诊断，以利于在辨证中不断发现新的疾病。举例如下。

　　1. 肾虚证　　如某，女，48 岁，主诉：失眠，尿频难控，小便化验（一），西医往往诊断为"尿道综合征"，又从盆腔肌肉松弛角度解释，常用手术治疗，但疗效不理想。中医辨证认为乃肾虚所致，但这种临床现象并不仅是"尿道综合征"，还有尿路感染慢性期、部分更年期综合征患者，临床上也有同样类似症状。因此，在治疗上治本相同，即肾虚用补肾为基础，但因为是三个不同的病，在治本的基础上，有的要加益气升提药，有的要加清泄湿热药，有的要加清虚热止汗药。因此，在中医辨证基础上，要重视西医诊断为哪几种不同的疾病，给予不同处理，加减用药，其效果是不一样的。这就说明中医临床不能仅局限在中医辨证，而要注意于辨证中求辨病，才能全面地提高诊断和治疗水平。同时，还有一个重要现象，就是西医对疾病的认识还有不少是不清楚的，空白的，如果中医从辨证中发现某种新的疾病，完全是可能的。

【案例 3】 肾虚气虚血瘀证

陈某，男，23 岁，2014 年 5 月 3 日初诊。

主诉：四肢静脉血管扩张，遗精 1 年余。

病史：手臂及下肢体表静脉均扩张，甚粗大，呈现青筋暴露，体瘦面黄无华。一周遗精 3～4 次，白天精神不振，口干，二便尚调，夜寐不安，多梦，胃纳尚可。

检查：苔薄微黄，舌暗红，脉细，血压 120/80 mmHg，背部热疮满布，间有脓疱，四肢静脉血管扩张，无曲张。面黄瘦无华。

中医诊断：虚劳。

西医诊断：某三级甲等综合性医院门诊医师说，诊断不明，也无治疗方法。建议去找中医治疗。

辨证分型：肾虚气虚，瘀热交阻。

治则治法：补肾益气，活血清热解毒。

方药：

生晒参（自备）15 g	黄芪 30 g	党参 15 g
焦白术 15 g	茯神 30 g	紫花地丁 30 g
生薏苡仁 30 g	蒲公英 30 g	天麻 10 g

钩藤 15 g　　葛根 30 g　　川芎 15 g　　柴胡 10 g

煅龙骨 30 g 郁金 15 g　　石菖蒲 10 g 焦栀子 15 g

黄芩 15 g　　芦根 30 g　　赤芍 15 g　　白芍 15 g

丹参 30 g　　合欢皮 30 g

14 剂。

二诊：面色转华，遗精减少，1 周 1～2 次，四肢静脉血管扩张无明显变化，背部热疮减少，脓疱消失，苔薄，舌暗红，脉细，再续前方。

14 剂。

三诊：面色转华润，精神亦转振，遗精 1 周 1～2 次，背部热疮明显减少，有的只留瘢痕。四肢静脉血管日渐缩小，接近常人，苔薄，舌微红，脉细。因尚多梦，前方加百合 30 g 续服。

14 剂。

四诊：面色华润，精神如常人，遗精偶尔有 1 次，背部热疮基本消失，只留有瘢痕，多梦亦减少。再续前方，以巩固疗效。

14 剂。

［按语］　西医明确此患者为诊断不明，也无治疗方药，建议中医治疗。经中医辨证论治，证属肾虚气虚血瘀，热毒侵袭背部肌肤所致。采用补肾益气、活血清

热解毒之剂，确能收到较好效果。可见，中医辨证论治确有特色和优势。此例说明，当西医诊断不明确，又无治疗方法时，中医应该积极采取辨证论治的方法处理。不能也不应该当西医诊断和治疗均无良策时，中医也束手无策。积极运用中医理论指导临床，认真辨证论治，有些所谓的疑难杂症确能取得较好疗效。中西医相互取长补短，对患者就增加一分福音。

总之，辨证论治是中医的特色和优势，但也应该于辨证中注意西医的疾病诊断和鉴别诊断，从证中求病，并注意发现新的疾病，才能与西医并驾齐驱，为共同主攻西医学中的一些薄弱环节或未知的领域，为人类生命和健康服务，不断提高水平。

2. 心血瘀阻证　心主血脉，故心血瘀阻是常见中医证候，但心血瘀阻的病因却不一样，也就是西医的疾病诊断常不能对应，如冠心病心绞痛，则胸闷突发心绞痛，慢性心肌炎后遗症，常因情志不悦，或精神过劳、失眠等，常表现胸闷，心律不齐，或胸痛，还有慢性肺气肿，肺心病，常表现为胸闷气短、端坐不寐，再有因情志不悦，或精神过劳引起胸闷心悸、心律不齐、早搏频发这几种病，同时都会有心血瘀阻的现象，就不能只顾心血瘀阻，只用活血通痹之剂，必须根据 3 种不同疾病的特点再加减用药，才会效好。如因冠心病引起可用如通痹之瓜蒌、薤白加益气活血药，必要时，加用桃仁、红花等，甚至麝香保心丸。如是心肌炎后遗症，因情志不悦引起，则用淮小麦、甘草、苦参、蝉蜕、僵蚕加柴胡、牡蛎以解郁养心安神，如系肺心病胸闷气短，端坐咳嗽气急，有黏痰等，当补肾纳气，合三子养亲汤以治之，才能有效，不能千篇一律用通痹活血之剂。

3. 肝郁瘀阻证　肝喜疏泄和条达，一有情志不悦，即易两胁胀痛，或则右胁不适，时有脘痛并失眠，苔黄舌暗，脉细微弦。常辨证属肝郁瘀阻。如因肝气郁结，两胁胀痛，时发时止，则用逍遥散。若原患慢性肝炎，因情志不悦，引起肝病复发或加重，肝区不适或疼痛，谷丙转氨酶（ALT）升高，则用柴胡、龙骨、牡蛎加垂盆草、白花蛇舌草治之。如是慢性肝炎，有肝脾肿大，则用柴胡、龙骨、牡蛎加软坚活血药治之，用药不相同，方能有效。

4. 痰热壅肺证　常因为慢性支气管炎或支气管扩张又加外感风邪，则见痰热交阻，肺失清肃，咳嗽气急痰多黏稠或有黄脓痰，乃痰热交阻所致，其中有因感冒引起，尚有风邪束表，有的因此加重而成肺炎，有的因慢性支气管炎，哮喘发作，并有哮鸣音，病情程度不

157

同，当分别治之。尚有表邪者，当疏风解表，同时清化痰热；有因表邪已去，而痰热交阻，支气管炎，甚则肺炎，当以宣肺化痰清热之剂为主；也有因病情已久，咳嗽气喘，端坐不安，乃肾不纳气之象，当用补肾纳气治之，如蛤蚧散等。

5. 脾虚湿阻证　常有慢性腹泻，大便 1 日 3～4 次，无腹痛，或时便前腹痛，纳差，胃脘时胀，苔黄腻或厚腻，舌淡红，脉细涩。其中有的是慢性胃肠炎，有的是单纯肠炎，也有的是肠易激综合征，同时并有失眠，几种不同疾病，同样是有脾虚湿阻现象，但因其引发的疾病不同，其用药就不同。有的用和胃消导健脾治之，有的则用健脾兼清湿热治之，有的则健脾燥（化）湿治之，有的平肝解郁，健脾治之，同样辨证属脾虚湿阻但其包含的疾病不同，其病因不同，当分别加减用药，才能有效。

五、睡眠疾病新学科的建设和崛起

21 世纪以来，失眠症的人群发病率逐步增高，特别是欧美国家，仅从 1995 年世界卫生组织统计就为 20％～35％，中国据中国精神病研究学会调查发病率也为20％～30％。由于世界经济和社会以及科学技术的发展，人类相互竞争十分激烈，以失眠为主症及其相关躯体疾病和其他精神心理疾病前来应诊者越来越多，已不是仅采用过去一般内科处理方法，认为失眠仅是一种症状，或者诊断为神经衰弱，而仅作一般对症处理，往往无效。在临床上，我们就把这类以失眠为主症及其夹杂疑难疾病等称为睡眠疾病，经临床流行病学3 830例调查，确认这一疾病的存在，从而确立了睡眠疾病这一专科，并制订一套临床诊疗常规和康复预防发展规划。2005 年，经上海市卫生局批准成立中医睡眠疾病研究所。10 年来，以"病中求证，证中求病"的思路指导，不断总结临床经验和理论研究成果，逐步形成了一些新成果、新的学术观点，如"脑主神明，肝主情志，心主血脉"和"从肝论治失眠症""五脏皆有不寐"等，使得中医辨证论治在临床实践中不断发展，走上一个新的台阶。

后　记

　　历史证明辨证论治是我们祖先的一大创造和发明，它最能体现患者与医生对真实世界的反映。200多年来，西医学从以形态学为基础逐步发展了解剖、生理、病理、微生物、免疫学、基因以及分子生物学等，临床科研设计逐步形成随机、双盲、安慰剂对照以及循证医学、转化医学的提出，临床科研设计逐步脱离了临床医生与患者的实际情况（即真实世界），以致所得结果往往不能推广应用，从而提出"真实世界"的问题，这一概念的提出，正与中医2 000多年以来逐步形成的辨证论治，即临床医生对患者直接望、闻、问、切四诊收集信息和八纲辨证基本一致，不约而同。为此，特撰写此书，以供读者了解我们祖先发明的辨证论治对当今的中医药人来说是何等重要！